Wolfgang Spiller

Neurodermitis: Erscheinungsfrei in drei Schritten!

ERNÄHRUNGSUMSTELLUNG – DARMSANIERUNG – IMMUNMODULATION

Inhaltsverzeichnis:

Vorwort

Inspiriert durch das Buch des Zahnarztes Dr. Schnitzer „Normalkost – Intensivkost" begann ich Anfang der 1980er-Jahre Patienten mit Hauterkrankungen und insbesondere an Neurodermitis Erkrankte mittels Ernährungstherapie zu behandeln. Die Behandlungsergebnisse waren so überwältigend, dass ich mich immer mehr in dieses Thema vertiefte. Ich wollte verstehen, wieso bei einer Erkrankung, bei der normalerweise jeglicher Ernährungszusammenhang abgestritten wird, eine Umstellung der Ernährung einen solch durchschlagenden Erfolg zeigen konnte. Heute – also nach über 30 Jahren und mehr als 15.000 behandelten Patienten – möchte ich meine Erkenntnisse an Betroffene weitergeben.

„Schwarzwaldklinik" – die erste Fachklinik für Ernährungsmedizin

Nachdem sich die guten Therapieerfolge herumgesprochen hatten, traten verschiedene Interessenten an mich heran mit der Idee, mein Therapiekonzept nicht nur in der ambulanten Praxis durchzuführen, sondern den Betroffenen auch eine stationäre Anlaufstation zu bieten. 1984 war es dann mit der Gründung der Villinger „Schwarzwaldklinik" soweit. Die ersten Patienten konnten stationär aufgenommen und behandelt werden. Sehr unterstützt wurde die Klinik durch den Bundesverband Neurodermitis e.V. Bis zur Schließung im Jahr 1996 haben hier Tausende Patienten aus dem gesamten Bundesgebiet Hilfe gefunden. Die erfolgreiche Arbeit der Klinik wurde durch Absolventen mehrerer Hochschulen/Universitäten im Rahmen von Diplomarbeiten dokumentiert.

Die Grundlage des Therapieerfolges: „Das Villinger Modell“

Das Grundgerüst der erfolgreichen Neurodermitisbehandlung war und ist auch heute noch „das Villinger Modell“ mit seinen drei Kernaussagen:

» *der Mensch als Ganzes*
» *Behandlung der Ursachen*
» *Ernährung als Therapie*

Natürlich hat sich von 1984 bis heute vieles an neuen Erkenntnissen ergeben, – insbesondere im Bereich des Immunsystems. Diese sich ständig erneuernden Erkenntnisse werden inzwischen systematisch in das Therapiekonzept eingebaut. Somit muss das Konzept des Villinger Modells um den Aspekt der Immunmodulation erweitert werden. Doch dazu mehr im Kapitel Immunsystem.

Die Haut ist das Reaktionsorgan eines gestörten Systems

Dennoch haben sich ein Aspekt und eine Überzeugung in all den Jahren nicht verändert: Für mich ist Neurodermitis keine Hautkrankheit. Die Haut ist nur das Reaktionsorgan eines gestörten Systems, in dem Fehlernährung, eine veränderte Darmflora, Immundefekte und eine genetische Veranlagung ein Krankheitsbild bewirken, welches Juckreiz, Entzündungsreaktionen und Hautveränderungen hervorruft. Ziel jeglichen therapeutischen Bemühens muss es daher sein, die Fehlfunktionen von Stoffwechsel, Immunsystem und Darm zu beheben. Betroffene können hierzu mit ihrer Lebensweise und Ernährung einen wesentlichen Beitrag leisten. Möge das vorliegende Buch für Betroffene Ansporn sein, diesen Weg zur Erscheinungsfreiheit erfolgreich zu bestreiten.

Wolfgang Spiller
Villingen, den 1. Juli 2017

Geleitwort

Von

Dorit-Gisela Schmücker

Vorsitzende des Bundesverbandes Neurodermitis e.V. und selbst seit frühester Kindheit von Neurodermitis betroffen

Ich habe in all den Jahren gelernt, mich mit meiner Neurodermitis zu arrangieren.

» *Sie hat mich zu dem gemacht, was ich heute bin. Mit all ihren Höhen und Tiefen.*
» *Sie hat mich in all den Jahren nicht bezwungen, mich nicht beherrscht.*
» *Ich bin der Chef, nicht meine Haut.*
» *Es ist wichtig mit ihr (der Haut) im Gleichgewicht zu leben.*

Niemand kann mir die Garantie geben, dass es mir ohne Neurodermitis besser ginge, ich glücklicher wäre. Sie gehört zu mir, ich habe sie angenommen.

Durch sie habe ich viele Menschen (teils Betroffene, Ärzte, Therapeuten), Kliniken und Therapien kennengelernt. Ich habe vieles ausprobiert. Habe gelernt, die Signale meines Körpers zu erkennen und zu verstehen.

Sicher wird auch mal über die Stränge geschlagen, mal was Unverträgliches gegessen oder getrunken. Dann hat meine Haut das Recht zu reagieren. Hier habe ich die Erfahrung gemacht, dass bei vorsätzlichen Sünden die Reaktion des Körpers nicht ganz so heftig ist.

Es gab auch Momente, in denen ich total verzweifelt war, mich alleingelassen fühlte. Da besann ich mich auf ein Lebensmotto meiner Oma: „Wer nimmt, der soll auch geben". Ich habe dies auf meinen großen Bekannten- und Freundeskreis umgesetzt. Ich schrieb alle Namen auf und setzte dahinter, wie diese Menschen von mir profitieren, wann ich für sie da war, wie viel und was zurückgegeben wurde. Da gehörte ein gemeinsames Beisammensein, ein Austausch, Hilfe im täglichen Leben dazu. Auf der rechten Seite standen diejenigen, die auch mal für mich Zeit hatten. Von den Personen der linken Spalte zog ich mich zurück, begründete ihnen meinen Rückzug. Danach Erleichterung, und mir ging es deutlich besser. Ein Teil meiner Allergien verabschiedete sich mit diesen Personen …

Meine Neurodermitis

Bereits als Säugling bekam ich die ganze Breitseite der Neurodermitis ab, damals noch als „endogenes Ekzem" diagnostiziert. Geboren als drittes Kind, die Einzige mit diesem Makel. Ja, das war es in dieser Zeit noch: ein Makel. Ich kann mich an Aussprüche erinnern wie: Wir können uns das auch nicht erklären, in unserer Familie hat das niemand. Meine Mutter als Krankenschwester schrubbte umso mehr an mir, je mehr die Haut reagierte ...

Die problematische Haut hatte ich schon mit auf die Welt gebracht. Ich erinnere mich daran, dass ich mit ca. vier Jahren total verbunden und mit den Händen rechts und links am Gitterbett mit Binden fixiert wurde. Das geschah, um mich am Kratzen zu hindern. Ich habe gekratzt, bis das Blut lief. Erst danach ließ der Juckreiz nach. Die Beine/Füße wurden nicht fixiert, sodass ich mich mit diesen an allen erreichbaren Stellen kratzte. Ein positiver Nebeneffekt: Dadurch wurde ich total beweglich, was mir auch heute noch zugutekommt.

Mit knapp drei Monaten hatte ich eine schwere Lungenentzündung und sollte eigentlich – nach Aussage der damaligen Ärzte – überhaupt nicht mehr leben. Dank meines eisernen Willens kämpfte ich mich zurück.

Zu dieser Zeit war die Pockenimpfung noch Pflicht. Bei mir führte sie zu einer extrem starken Vereiterung am rechten Arm. Zurück blieb eine rundliche Vertiefung, wie ein Stempel. Als Kind war ich stolz darauf, da es etwas Besonderes war. Endlich mal etwas an mir, was in meinem Umfeld niemand hatte und von anderen Kindern bewundert wurde. Wegen meiner Neurodermitis wurde ich viel gehänselt, wer wollte schon mit so einem Kind spielen. Ich wurde teilweise wie eine Aussätzige behandelt.

Trotz aller Schwierigkeiten bewahrte ich mir, dank meiner Oma und meines Vaters, meinen Optimismus. Ich lernte, mit Hilfe meiner Oma mehr auf mein Inneres zu hören, die Signale meines Körpers zu beachten. Ich genoss es, die Sommerferien bei meiner Oma zu verbringen, obwohl wir im gleichen Ort wohnten. In dieser Zeit ging es auch meiner Haut, dank Auflage von Omas Kräutern, bedeutend besser. Wenn es mir besonders schlecht ging, bekam ich eine „Wassersuppe" gekocht. Ich erinnere mich, dass Zwiebeln, ein paar Knochen und Kräuter dabei eine große Rolle spielten.

Die Spätfolgen des vielen Kortisons (innerlich und äußerlich) machen sich seit einigen Jahren bemerkbar. Die Haut, überwiegend die Nasen/Kinn-Partie, erscheint oft rot-bläulich, in der kalten Jahreszeit oder bei kühleren Temperaturen ist es besonders ersichtlich. Zusätzlich ist die Haut extrem dünn, die Adern scheinen hervor, die ganze Haut wirkt bläulich. Hinzu kommen die Gelenkbeschwerden (Beckenschaufelnekrose – OP beidseits – und Osteonekrose in den Knien).

Es gab auch „positive" Seiten der Neurodermitis mit ihren Allergien und Unverträglichkeiten: Ich war zu einer Geburtstagsfeier eingeladen. Natürlich hatte ich – wie immer – mein Essen dabei. Für die geladenen Gäste reichte das Essen nicht, ich wurde um mein Essen beneidet …

Dieses Buch soll Sie auf Ihrem Weg begleiten und unterstützen. Geduld und Disziplin sind ein wichtiger Faktor, um erscheinungsfrei zu werden. Es ist ein Weg mit Höhen und Tiefen, der sich aber lohnt.

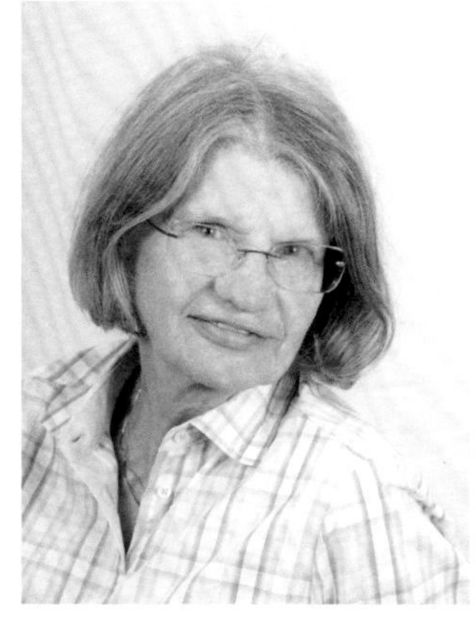

Dorit-Gisela Schmücker
Bundesverband Neurodermitis e.V.
Boppard

1. Schritt zur Erscheinungs-freiheit:

Die Ernährung

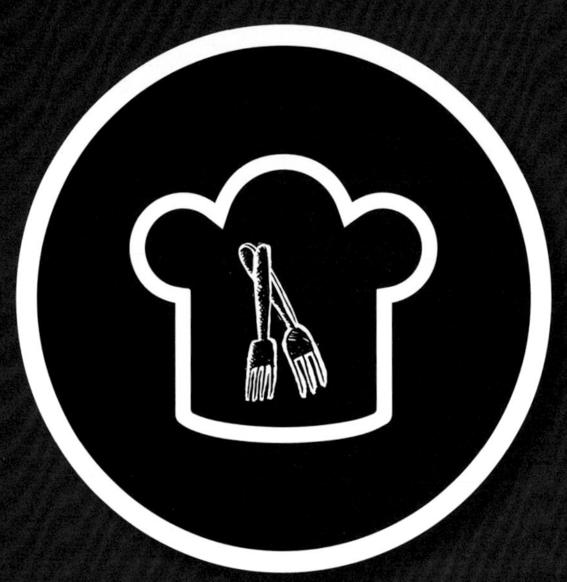

Ernährung als Therapie

Aus der Sicht der Ernährungswissenschaft und der Naturheilkunde werden die allergischen Erkrankungen den ernährungs- und umweltbedingten Zivilisationskrankheiten zugeordnet.

Die Allergien entstehen u.a. durch den übermäßigen Genuss von tierischem Eiweiß, Fett, den Verzehr raffinierter Kohlenhydrate, den Mangel an Ballaststoffen, Vitaminen und Mineralien sowie durch eine falsche Zubereitung von Nahrungsmitteln und die damit verbundenen Stoffwechselstörungen, Immunschwäche, Fehlfunktionen der Darmflora sowie des Säure-Basen-Haushaltes.[1]

Prof. Dr. Dinesh Lathia
Fachhochschule Niederrhein

Wir haben unsere Ernährung der Industrie überlassen. Unsere moderne Lebens- und Arbeitswelt verändert nicht nur unsere Essgewohnheiten, sondern auch unseren Essrhythmus und unsere Esskultur. Massentierhaltung, Überdüngung der Böden, der Einsatz von Antibiotika, Hormonen und Zusatzstoffen sowie Arzneistoffe im Grundwasser stellen neben der Denaturierung der Nahrung unseren Stoffwechsel, unser

Immunsystem und unser Entgiftungssystem vor kaum mehr lösbare Aufgaben. So sind beispielsweise im Brot bis zu 20 Zusatzstoffe erlaubt[2], in Wurstwaren zum Teil über 100[3]. Der moderne Mensch muss jährlich über 1,5 Liter Schadstoffe, die mit der Nahrung aufgenommen werden, ausscheiden oder „entgiften".[4]

> In einem aktuellen **Marktcheck** hat **foodwatch 1.514 Kinderlebensmittel** unter die Lupe genommen und mit den Kategorien der aid-Ernährungspyramide **bewertet.** Das Ergebnis: Fast drei Viertel der Produkte (73,3 Prozent) fallen in die „rote" Kategorie an der Spitze der Pyramide. Es handelt sich um süße und fette Snacks, die nach den Empfehlungen des vom Bundesernährungsministerium geförderten „aid infodienst Ernährung, Landwirtschaft, Verbraucherschutz" nur „sparsam" verzehrt werden sollten.

Industrienahrung weist in den meisten Produkten einen zu hohen Anteil an raffinierten (minderwertigen) Zuckerarten auf. Der Gehalt an lebenswichtigen Mineralien, Spurenelementen und Vitaminen hingegen leidet erheblich. Unser Essen ist inzwischen zu fett, zu zuckerhaltig, zu ballaststoffarm und mangelhaft mit lebenswichtigen Vitalstoffen ausgestattet. Kaum jemand wird bezweifeln, dass sich eine solche Ernährungsweise negativ auf Stoffwechsel, Immunsystem, Hormone und Psyche des Menschen auswirkt. Leider zeigen sich diese Auswirkungen einer Fehlernährung erst nach Jahren, Jahrzehnten oder Generationen. So zeigte eine schwedische Studie auf, dass die Ernährung der Großeltern erhebliche Auswirkung auf Lebensdauer, Gewicht und Gesundheit der Enkelkinder hat. Die Överkalix-Studie 2007 zeigte noch etwas auf: Lebten die Großeltern aufgrund einer guten Nahrungsversorgung im ‚Überfluss', – dann wirkte sich das auf die Gesundheit der Enkel negativ aus. Dabei spielte nicht nur eine Rolle, wie viel gegessen wurde, sondern auch was. Natürlich räumt die Studie ein, dass auch andere Faktoren wie Umwelt, Psyche, Nikotin- und Alkoholgenuss Einflussfaktoren sind. Aber wenn wir bedenken, dass unsere heutigen allergiekranken Kinder die Enkel der Nachkriegsgeneration sind, lohnt es sich, über diese Studie nachzudenken.[5]

Es gibt seit dem Beginn des Industriezeitalters Ende des 19. Jahrhunderts und dem damit einhergehenden Eingriff in unsere Esskultur immer wieder warnende Stimmen, dafür Sorge zu tragen, dass in der Bevölkerung ein Bewusstsein für gesunde Ernährung geschaffen wird. Viele Wissenschaftler, Ärzte und andere gesundheitsorientierte Organisationen weisen auf die Gefahren einer denaturierten, naturfremden Ernährung hin.

Ärzte wie Bircher-Benner, Gerson, Nolfi, Zabel, Issels, Seeger, Brucker und Kollath haben es vorgemacht: Sie haben durch entsprechende Ernährungsempfehlungen hin zu einer vollwertigen und damit hochwertigen Ernährung, große Erfolge erzielt. Und trotzdem: Ernährungsmedizin wird nach wie vor von der Medizin stiefmütterlich behandelt und oft genug sogar völlig ignoriert.

Auch die umfangreichen Erfahrungen in der Schwarzwaldklinik haben trotz der guten Resultate in der Behandlung allergiekranker Patienten kein Umdenken gebracht. Der Faktor Ernährung wurde und wird nach wie vor angezweifelt.

In dem folgenden Kapitel werden die wesentlichen Aspekte der Ernährung dargelegt, denn die Ernährung ist der ***1. Schritt,*** erscheinungsfrei zu werden.

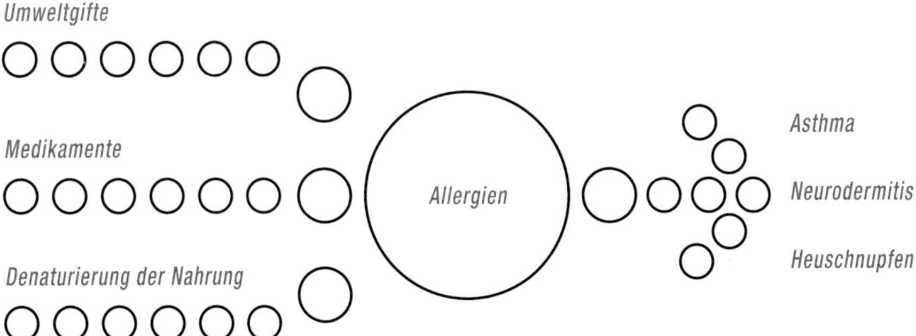

Enterale Allergien: Allergien entstehen im Darm

Um zu verstehen, welche Mechanismen zur Entstehung von Juckreiz und Hautreaktionen führen, müssen wir den Zusammenhang zwischen Ernährung, Darm, Immunsystem des Darmes und Darmschleimhaut betrachten. Wenn wir Nahrung aufnehmen, sorgen Enzyme des Verdauungstraktes für den Ab- und Umbau der Nährstoffe und ihre Zerlegung in die Grundbausteine. Damit die anfallenden Stoffe – und hier insbesondere die Moleküle von Eiweißverbindungen – keine allergische Reaktion hervorrufen können, müssen das Immunsystem des Darms und die Darmschleimhaut intakt sein.

Es stellt sich folgende Situation dar: Nach der Geburt müssen sowohl das darmeigene Immunsystem als auch die Darmflora und andere Schutzsysteme in und auf der Darmschleimhaut sich erst kontinuierlich entwickeln. Nahrungsmittelreaktionen treten aber in verstärktem Maße in der Säuglings- und Kleinkinderzeit auf, da die Unreife des Verdauungssystems große Eiweißmengen noch nicht gut genug bewältigen kann.

Dies gilt gerade dann, wenn bei den Kindern eine Veranlagung zur Allergie vorhanden ist und sie zudem nicht über einen längeren Zeitraum gestillt wurden. Treten aber selbst bei gestillten Kindern schon heftige allergische Reaktionen auf, ist dies ein Hinweis, dass bei diesen Kindern schon das angeborene Immunsystem und die Darmschleimhaut erhebliche Defekte aufweisen.

Besondere Probleme stellen hier Eiweiße mit einem Molekulargewicht von über 15.000 dar, zumal hier hinzukommt, dass diese hitzestabil und widerstandsfähig gegen eiweißabbauende Enzyme sind. Weder durch Erhitzen der Nahrung noch durch Verdauungsenzyme werden sie inaktiviert.

Kleinstkinder, die bereits eine Neigung zu Neurodermitis haben und gleichzeitig früh eine Beikost mit Kuhmilch und Ei erhalten, weisen eine hohe Anfälligkeit auf, Reaktionen im Verdauungstrakt, in den Atemwegen und auf der Haut zu zeigen.

Da es oft die Kuhmilch ist, die das erste fremde Eiweiß darstellt, das dem Körper zugeführt wird, entwickeln die kleinen Patienten meist zuerst eine Kuhmilchunverträglichkeit. Denn Kuhmilch enthält Kasein und Lactalbumine, welche den kindlichen Organismus vor erhebliche Probleme stellen können, ebenso wie Eier. Auch diese enthalten Lactalbumine und sind nach der Kuhmilch das zweithäufigste Allergen.

Leider können Säuglinge mit einer Veranlagung zur Neurodermitis bereits über die Muttermilch sensibilisiert werden, wenn diese Spuren von Kuhmilch und/oder Ei enthält. Und das, obwohl die Muttermilch Schutzstoffe gegen Allergien bereitstellt. Bekommen diese Kinder zum ersten Mal Kuhmilch, dann treten bereits schwere enterale allergische Reaktionen auf. Ich empfehle daher Müttern, die ein neurodermitiskrankes Kind stillen, während des Stillens auf Kuhmilchprodukte und Ei zu verzichten.

Dr. Werthmann, ein erfahrener Arzt, der sich seit vielen Jahren mit Allergien beschäftigt, schreibt hierzu: „Wenn schon Kuhmilcheiweiße in der Muttermilch allergische Reaktionen auslösen können, um wie viel mehr wird die Verfütterung der Kuhmilch selbst und ihrer Folgeprodukte eine mögliche Sensibilisierung bewirken?“[6]

Neben Kuhmilch und Ei muss jedoch auch noch ein weiterer störender Faktor in der Nahrung beachtet werden – die Arachidonsäure. Mit Arachidonsäure bezeichnet man eine Fettsäure, welche ausschließlich in tierischen Fetten vorkommt, am meisten jedoch in Schweinefleisch und daraus hergestellten Produkten. Die Arachidonsäure begünstigt im Stoffwechsel allergisch-entzündliche Reaktionen, indem sie bestimmte Gewebshormone aktiviert bzw. die Grundlage spezieller Gewebshormone ist, welche Entzündungen und Allergien fördern. Hinzu kommt, dass es bei zuckerreicher Ernährung (weißer

Zucker, Weißmehl und daraus hergestellte Produkte) zu einer verstärkten, hormonell gesteuerten Einschleusung von Arachidonsäure in die Zellen kommen kann.[7]

Im Gegensatz dazu stehen die entzündungs- und allergiehemmenden Fettsäuren wie z.B. Alpha- und Gamma-Linolensäuren und Omega-3-Fettsäuren. Diese kommen hauptsächlich in natürlichen, pflanzlichen Fetten vor.

Vorkommen in Lebensmitteln	
Arachidonsäure	**Linolensäuren**
Schweineschmalz	Traubenkernöl
Schweineleber	Distelöl
Eigelb	Hanföl
Thunfisch	Sojaöl
Leberwurst	Weizenkeimöl

Unterschied zwischen Nahrungsmittelunverträglichkeit und Nahrungsmittelallergie

Wir kennen im Immunsystem mehrere Reaktionsmöglichkeiten auf Nahrungsmittel. Die zwei wichtigsten sind

» *die Sofortreaktion und*
» *die verzögerte Reaktion.*

Bei der Sofortreaktion spielt das Immunglobulin E eine wichtige Rolle, bei der verzögerten Reaktion das Immunglobulin G. Immunglobuline sind Eiweißverbindungen, welche die Aufgabe haben, Fremdeiweiße, die in unseren Körper gelangen, zu binden.

Im Falle der Sofortreaktion ist das Immunglobulin E gemeinsam mit bestimmten Zellen, den sogenannten Mastzellen, für allergische Reaktionen verantwortlich, wie z.B. beim Heuschnupfen, allergischem Asthma, Insektengiftallergie und bei Lebensmittelallergien (Nüsse, Erdnüsse, Hühnerei etc.).

Mastzellen spielen für das Immunsystem des menschlichen Körpers eine wichtige Rolle, beispielsweise im Rahmen der Wundheilung, aber auch bei der Abwehr von Fremdeiweißen. Werden sie aktiviert, setzen sie bestimmte Botenstoffe ins Gewebe frei. Das wiederum führt in der Haut oder den Schleimhäuten zu Rötung, Entzündung, Schwellung, Juckreiz und allergischen Reaktionen.

Immunglobulin G tritt neben Immunglobulin E bei Kindern mit Kuhmilchunverträglichkeit auf, wobei das Verhältnis von Immunglobulin G zu Immunglobulin E darüber entscheidet, ob es sich um eine Nahrungsmittelunverträglichkeit mit einer Immunglobulin-G-Dominanz handelt oder um eine Nahrungsmittelallergie mit einer Immunglobuline-E-Dominanz. Die Unverträglichkeit ist auf jeden Fall günstiger zu beurteilen als die Allergie.

Bei einer Immunglobulin-G-Dominanz treten Nahrungsmittelreaktionen verzögerter auf und können auch Erscheinungsbilder zeigen, die erst einmal nicht einer Allergie zugeordnet werden. Am häufigsten finden wir solche Reaktionen bei Migräne, Reizdarm, unklaren Herzbeschwerden, depressiven Verstimmungen und anderen Beschwerdebildern.

Während sich allergische Reaktionen vom Soforttyp, also die durch Immunglobulin E vermittelte Reaktion, in sogenannten Allergietests (RAST, Epicutan) nachweisen lassen, ist das bei Nahrungsmittelunverträglichkeiten selten der Fall. Hier muss auf andere Untersuchungsmethoden zurückgegriffen werden. In meiner Praxis wende ich hierzu vorzugsweise ein spezielles Testverfahren an (siehe hierzu mehr im Anhang).

Die in der Praxis am häufigsten beobachteten Nahrungsmittel-unverträglichkeiten sind:

» Kuhmilch und -produkte, außer Butter, Butter allerdings äußerst selten; sie enthält nur noch 0,2 Prozent Eiweiß)
» Sahne (enthält noch zwei Prozent Milcheiweiß)
» Ei und -produkte
» Ziegenmilch und -produkte
» Schafmilch und daraus hergestellte Produkte
» Schweinefleisch und daraus hergestellte Produkte
» Industriezucker (z.B. Saccharose, Dextrose, Glucosesirup, Mannose u. a. v. m.) und daraus hergestellte Produkte
» Kaffee
» Getreidekaffee
» Alkohol
» Nikotin
» Kaffee, Getreidekaffee, Alkohol und Nikotin haben kaum eine allergene Wirkung, inaktivieren oder blockieren jedoch im Darm wichtige Enzyme und tragen somit dazu bei, dass Proteine nicht vollständig abgebaut werden, welche dann wiederum Unverträglichkeitsreaktionen auslösen können.
» Weitere maskierte Unverträglichkeitsreaktionen können auch auf Gluten in Weizen, Hafer, Roggen und Gerste auftreten. Wir beobachten dies bei ca. drei Prozent der Patienten.
» Zusätzliche Reizstoffe in der Nahrung können scharfe Gewürze wie Pfeffer, Chili, Paprika, Senf und Meerrettich darstellen sowie Fruchtsäuren aus ‚saurem' Obst und Zitrusfrüchte.
» Treten noch andere Nahrungsmittelunverträglichkeiten auf, sehen wir darin einen Hinweis auf erhebliche Defekte in der Darmschleimhaut und im Immunsystem.
» Generell gilt: Milch, Ei, Schweinefleisch, Industriezucker und Genussgifte sind die Hauptallergene und müssen über einen längeren Zeitraum gemieden werden.

Vorschläge für mögliche Alternativen:

» Alternativ zu Milch- und Milchprodukten können Sie Sojamilch, Reismilch, Mandelmilch oder Hafermilch – je nach individueller Verträglichkeit – verwenden. Sojajoghurt ist ebenfalls erlaubt. Als Ersatz für Käse bleiben vegetarische Aufstriche.
» Weißer Industriezucker kann durch (Voll-)Rohrzucker, Stevia, Ahornsirup, in geringen Mengen auch durch Honig oder Birnendicksaft ersetzt werden.
» Anstelle der Kaffeearten können Sie Schwarztee, besser jedoch Grüntee verwenden.
» Teigwaren mit Ei ersetzen Sie durch Teigwaren ohne Ei.

Ein weiterer wichtiger Punkt:

» Meiden Sie grundsätzlich Nahrungsmittel mit Konservierungs-, Farb- und Aromastoffen sowie Geschmacksverstärkern und E-Nummern.

Zur Erinnerung:

Bei maskierten Nahrungsmittelunverträglichkeiten handelt es sich nicht um Lebensmittelallergien mit Sofortreaktionen des Immunsystems, sondern um verzögerte Reaktionen im Sinne einer pseudoallergischen Reaktion, welche Stoffwechsel und Immunsystem erheblich irritieren können. Im Gegensatz zur Lebensmittelallergie können maskierte Nahrungsmittelunverträglichkeiten korrigiert werden. Sie müssen also nur im Rahmen der Therapie gemieden werden. Nahrungsmittelunverträglichkeiten sind kein eigenständiges Krankheitsbild, sondern Ausdruck eines geschädigten Darmes, Fehlregulationen des Immunsystems und eines gestörten Stoffwechsels.

Lebensmittel, die Ihre Allergie fördern	Lebensmittel, welche antiallergisch wirken
Milchprodukte wie Käse, Joghurt, Quark, Sahne, Butter nur in seltenen Fällen	Vollgetreide wie Dinkel, Hafer, Roggen
Schweinefleisch und daraus hergestellte Produkte wie Schinken und Wurstwaren	Gemüse
Haushaltszucker und daraus hergestellte Produkte wie Eis, Schokolade, Süßigkeiten, Kuchen, Limonaden, Colagetränke	Salate
Kaffee, Alkohol und Nikotin inaktivieren im Darm Histamin abbauende Enzyme	Hochungesättigte Öle wie Leinöl, Olivenöl, Sonnenblumenöl
Pökelstoffe und einige E-Stoffe	Milde Obstsorten
Scharfe Gewürze wie Pfeffer, Chili, Paprika, Senf	Meersalz sparsam verwendet
Zitrusfrüchte	Mandeln
Nüsse	Hülsenfrüchte
Erdnüsse	Honig, Stevia, Rohrzucker
Natriumglutamat	Dinkel, welcher nicht mit Weizen gekreuzt ist, z.B. Oberkulmer Rotkorn
Gluten im Weizen in einzelnen Fällen	Buchweizen, Reis, Hirse, Amaranth, Quinoa
Soja und daraus hergestellte Produkte in einzelnen Fällen	Kartoffeln
Ei und daraus hergestellte Produkte	

Natürlich müssen auch immer zusätzliche, individuelle Unverträglichkeiten beachtet werden.

Der gestillte bzw. nicht gestillte Säugling

Die Kuh produziert Abwehrstoffe nur für das Kalb. Sie sind für den menschlichen Säugling nicht von Nutzen. Es gibt bei Muttermilch auch keine Überlastung der noch unreifen Stoffwechselorgane wie Leber und Niere, die auf diese Weise geschont werden und im Erkrankungsfall nicht so schnell entgleisen.[8]

Prof. Dr. Eberhardt Schmidt
Universitätskinderklinik Düsseldorf

Das Immunsystem des Babys hat vor der Geburt noch keine Zeit gehabt, sich zu entwickeln, doch profitiert das Baby von den Schutzstoffen aus dem Blut der Mutter. Etwa zwei bis drei Monate nach der Geburt sind diese Reserven jedoch erschöpft, der Immunschutz auf dem Tiefpunkt. Wird das Baby allerdings gestillt, werden wichtige Immunschutzstoffe auf das Kind übertragen und das Risiko, an Infektionen und Allergien zu erkranken, nimmt deutlich ab. Flaschennahrung hingegen lässt das Kind schutzlos, die Krankheitsanfälligkeit und Allergiebereitschaft ist um ein Vielfaches erhöht und es dauert fast ein Jahr, bis das Immunsystem des Kindes einigermaßen aufgeholt hat. Man geht auch davon aus, dass das Auftreten von allergischen Reaktionen im späteren Alter hier seine Grundlage gefunden hat.

Mit diesem Thema haben sich auch Prof. Dr. Mayer und Prof. Dr. Buchholz beschäftigt. Laut ihren Studien führt eine Fehlernährung des Säuglings zu folgenden Kettenreaktionen[9]:

» *Fehlbesiedelung des Darmes mit ungünstigen Keimen*
» *mangelnder Schutz der Darmschleimhaut mit Immunglobulin A (ein wichtiger Immunschutz auf der Darmschleimhaut)*
» *Enzymmangelsituation*
» *Freisetzen von Histamin (löst Juckreiz aus) aus den Mastzellen (Immunzellen in der Haut)*
» *Fremdstoffe durchwandern die Darmschleimhaut*
» *Eiweiße passieren die Darmwand ungespalten*

Folglich gilt: Stillkinder haben einen besseren Start ins Leben als nicht gestillte Kinder.

Trotzdem: Säuglinge mit einer Veranlagung zu Neurodermitis können – obwohl die Muttermilch Schutzstoffe gegen Allergien enthält – auch über die Muttermilch sensibilisiert werden, wenn sie Spuren von Kuhmilch und/oder Ei enthält. Bekommen diese Kinder zum ersten Mal Kuhmilch, dann treten bereits schwere enterale allergische Reaktionen auf. Die Erklärung, warum der Verdauungstrakt so sensibel reagiert, hängt mit einigen Faktoren des Immunsystems zusammen. Diese werden in dem Kapitel über das Immunsystem erläutert.

gestillt	nicht gestillt
gute Darmflora	Fehlbesiedelung der Darmflora
genügend sekretorisches Immunglobulin A	Mangel an sekretorischem Immunglobulin A
ausreichende Enzymversorgung	Enzymmangelsituation
Abbau von Histamin	Histaminfreisetzung
stabile Darmwand	Eiweiße passieren die Darmwand

Die Ernährung des Säuglings/ Kleinkindes

Es gehört zu den seit Langem überlieferten Überzeugungen der Kinderheilkunde, dass gestillte Kinder unter besonders günstigen psychischen Bedingungen heranwachsen[10].

Deutsche Forschungsgemeinschaft

Stillen ist für den Säugling zweifellos die natürlichste Ernährung der ersten Lebensmonate. Doch gibt es manchmal verschiedene Gründe, warum ein Kind nicht gestillt werden kann oder darf. Da wir in der Regel von einer Stillzeit von mindestens sechs Monaten ausgehen, bevor das Kind eine Beikost erhält, stellt das Nichtstillen und damit die Zusammensetzung der Alternativnahrung eine große Herausforderung für jeden Ernährungstherapeuten dar. Denn einerseits müssen alle lebensnotwendigen Stoffe in ausreichender Menge zugeführt werden, damit es zu keiner Unterversorgung kommt, andererseits sollte die zugeführte Babynahrung allergenarm und reizfrei sein. Durch die zahlreichen Erfahrungen aus der Schwarzwaldklinik und der ambulanten Praxis im Umgang mit dieser Problematik gibt es fundierte Empfehlungen, um diese kritische Zeitspanne gut zu überbrücken.

Was tun, wenn nicht gestillt werden kann?

Stutenmilch beispielsweise hat sich als eine solche gut verträgliche Alternative bewährt. Diese ist zwar ein tierisches Produkt, doch schaut man sich die Zusammensetzung an, so zeigt sich, dass Stutenmilch der Muttermilch wesentlich näherkommt als die Kuhmilch. Seit 2002 gibt es eine fertig konfektionierte und allen gesetzlichen Anforderungen entsprechende Säuglingsnahrung auf Stutenmilchbasis im Handel.[11]

Als weitere Alternative zur Muttermilch ist Ziegenmilch zu erwähnen. Sie wird z.B. von der Firma Blauer Planet OHG, ‚Bambinchen' als Säuglingsfertignahrung angeboten. Diese eignet sich zur Ernährung des Säuglings bis zum 8. Lebensmonat.

Pflanzliche ‚Milcharten' wie Sojamilch, Mandelmilch und Reismilch sind nur eingeschränkt zu empfehlen. So sollte Sojamilch beispielsweise nicht täglich zugeführt werden, da rund 25 Prozent der Kinder, die Kuhmilch nicht vertragen, auch Sojamilch nicht vertragen. Genauso wie Mandelmilch und Reismilch enthält nämlich auch Sojamilch nicht alle lebenswichtigen Stoffe, um das Gedeihen des Säuglings zu gewährleisten. Darüber hinaus sollte Mandelmilch aufgrund ihres hohen Fettgehaltes erst ab dem 5. Lebensmonat verwendet werden. Reismilch ist für Säuglinge generell nicht geeignet, da sie zu wenig Eiweiß enthält und von daher nur als Beikost gegeben werden soll.

Nach der Auflistung der möglichen Alternativen für Kinder, die nicht gestillt werden können, nun die Frage: Wie geht es weiter für Kinder, die gestillt werden?

Idealerweise gehen wir von einer mindestens sechsmonatigen Stillzeit aus. Erst danach sollte mit Beikost begonnen werden. Hierzu gibt es nach den beiden Ernährungswissenschaftlern Ralf Moll und Ute Schain-Emmerich sechs goldene Regeln. Ralf Moll war übrigens mehrere Jahre in der Schwarzwaldklinik als Ernährungstherapeut tätig und verfügt über fundierte praktische Erfahrungen.

Bevor ich Ihnen die sechs goldenen Regeln vorstelle, noch einige grundsätzliche Hinweise:

Die Zutaten sollten so natürlich wie möglich sein, um dem Kind alle Vitamine, Mineralien, Spurenelemente sowie Eiweiß ausreichend und in biologisch wertvoller Form zur Verfügung zu stellen.

Die Kost muss gut vertragen werden und darf keine Magen-Darm-Probleme verursachen. Weizen, Soja und Sojaprodukte, Nüsse, Erdnüsse und Zitrusfrüchte sollten, wenn überhaupt, nur geringfügig verwendet werden. Mögliche Unverträglichkeiten sollten im Vorfeld abgeklärt werden. Es gibt hierzu verschiedene Möglichkeiten. Weitere Informationen hierzu erhalten Sie vom Labor für klinische Radionik (Adresse im Anhang).

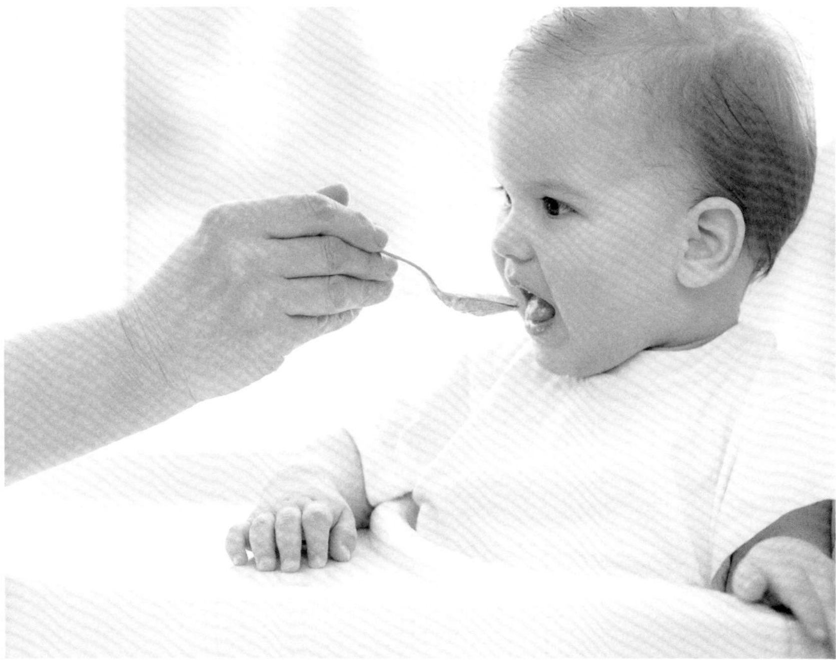

Die richtige Ernährung schon im Babyalter ist ein wichtiger Baustein in der Neurodermitisprävention.

Die sechs goldenen Regeln für die Baby-Ernährung nach Moll/Schain-Emmerich:

Regel Nummer 1:
Die Säuglingsernährung muss im ersten Jahr fad und eintönig sein. So kann der kleine Körper ein intaktes Immunsystem aufbauen. Jede Abwechslung überfordert ihn und führt nicht selten zu Verdauungsbeschwerden und allergischen Reaktionen.

Regel Nummer 2:
Für Ihr Baby ist das kurz vor der Mahlzeit zubereitete Essen am gesündesten, denn die frisch zubereitete Kost hat einen entscheidenden Einfluss auf den Aufbau der Darmflora und auf das Immunsystem.

Regel Nummer 3:
Die Beikost darf ‚langweilig' schmecken, denn nur auf diese Weise wird die Geschmacksentwicklung ihres Kindes nicht überfordert – also wenig Salz, Gewürze und Geschmackszutaten.

Regel Nummer 4:
Die Vorliebe für süße oder salzige Speisen und andere Gewürze ist nicht angeboren, sondern wird erlernt – und das bereits während der Schwangerschaft. Auf natürliche Weise gesüßt werden können die Speisen durch Obst. Salz und Gewürze bergen im ersten Lebensjahr mehr Gefahren als Vorzüge.

Regel Nummer 5:
Seien Sie mit sich und Ihrem Kind geduldig, wenn Sie es an Beikost gewöhnen.

Regel Nummer 6:
Lassen Sie Ihrem Baby die Zeit, die es braucht – für das Füttern sowie für das Abstillen.

Ernährungstherapie bei Erwachsenen

Warum die Ernährung für uns
zu einem Problem geworden ist?
Weil wir zu wenig von ihr wissen und dieses Wenige
allein zur Richtlinie gemacht haben.

Prof. Dr. Werner Kollath

Die Ernährungstherapie bei erwachsenen Neurodermitikern erfordert ein anderes strategisches Vorgehen als bei Säuglingen und Kleinkindern.

Im Gegensatz zu Kindern besitzen Erwachsene bereits eine stabile Darmflora, die allerdings im ungünstigen Falle durch Zivilisationskost, Antibiotikabehandlungen, Hormonpräparate und Umweltbelastungen zum Teil bereits erheblich ungünstig beeinflusst wurde. So verschärft beispielsweise die chronisch-entzündlich-allergisch veränderte Darmschleimhaut und die damit einhergehende erhöhte Durchlässigkeit für Eiweiße die Situation ebenso wie Pilzbefall und parasitäre Belastungen. Der Darm ist dadurch in seinen Funktionen erheblich eingeschränkt und ein offenes Tor für allergische Reaktionen und Nahrungsmittelunverträglichkeiten.

Um die chronisch-allergisch-entzündlichen Zustände der Darmschleimhaut zu beheben, hat es sich bewährt, für eine gewisse Zeit auf Nahrung gänzlich zu verzichten und im Rahmen einer wirkungsvollen Ernährungstherapie mit einer Heilfastenkur zu beginnen. Um einen guten therapeutischen Nutzen zu erzielen, sollte zwei bis drei Wochen gefastet werden. Hierbei wird auf jegliche Nahrungszufuhr verzichtet und nur Flüssigkeit in Form von Wasser, Tee, Gemüsebrühe und etwas Saft zugeführt.

Da eine solche Fastenkur eine entsprechende Vorbereitung und Begleitung braucht sowie einen entsprechenden Aufbau nach dem Fasten erfordert, sollte sie stationär in einer Fastenklinik oder einer darauf spezialisierten Praxis durchgeführt werden.[5] Nach Beendigung der Fastenkur wird übergegangen zu einer möglichst vollwertigen, tiereiweißfreien Ernährung.

Sollte aus verschiedenen Gründen kein Heilfasten möglich sein, so wird im Rahmen der Ernährungstherapie gleich mit einer tiereiweißfreien vollwertigen Ernährung begonnen, wobei individuelle Unverträglichkeiten im Vorfeld abzuklären und zu berücksichtigen sind (nähere Informationen hierzu erhalten Sie durch: Labor für klinische Radionik, Adresse siehe im Anhang). Um Ernährung als Heilnahrung einzusetzen, empfiehlt es sich, je nach individueller Motivation und Verträglichkeit, einen hohen Anteil an Frischkost zu sich zu nehmen.

Sobald sich der Juckreiz und das Hautbild verbessert haben, kann die Ernährung wieder schrittweise erweitert werden. Nach Beurteilung der individuellen Situation, wenn sich die Lage von Stoffwechsel und Immunsystem positiv entwickelt hat, können auch wieder tierische Produkte in maßvoller Menge verwendet werden.

Hier noch einige Anmerkungen zum Thema Vollwerternährung:

Die ***Definition der Vollwerternährung*** ist von den Ernährungswissenschaftlern Prof. Claus Leitzmann, Dr. Karl von Koerber und Thomas Männle formuliert worden. In Anlehnung an den Standort der Autoren ist sie vielen als ‚Gießener Formel' bekannt.

„Vollwert-Ernährung ist eine überwiegend pflanzliche (lakto-vegetabile) Ernährungsweise, bei der gering verarbeitete Lebensmittel bevorzugt werden. Gesundheitlich wertvolle, frische Lebensmittel werden zu genussvollen und bekömmlichen Speisen zubereitet. Die hauptsächlich verwendeten Lebensmittel

sind Gemüse und Obst, Vollkornprodukte, Kartoffeln, Hülsenfrüchte sowie Milch und Milchprodukte. Daneben können auch geringe Mengen an Fleisch, Fisch und Eiern enthalten sein. Ein reichlicher Verzehr von unerhitzter Frischkost wird empfohlen, etwa die Hälfte der Nahrungsmenge.

Zusätzlich zur Gesundheitsverträglichkeit der Ernährung wird im Sinne der Nachhaltigkeit auch die Umwelt-, Wirtschafts- und Sozialverträglichkeit des Ernährungssystems berücksichtigt. Das bedeutet unter anderem, dass Erzeugnisse aus ökologischer Landwirtschaft sowie regionale und saisonale Produkte verwendet werden. Weiterhin wird auf umweltverträglich verpackte Erzeugnisse geachtet. Außerdem werden Lebensmittel aus fairem Handel aus sog. Entwicklungsländern verwendet.

Mit Vollwert-Ernährung sollen eine hohe Lebensqualität – insbesondere Gesundheit – die Schonung der Umwelt, faire Wirtschaftsbeziehungen und soziale Gerechtigkeit weltweit gefördert werden.

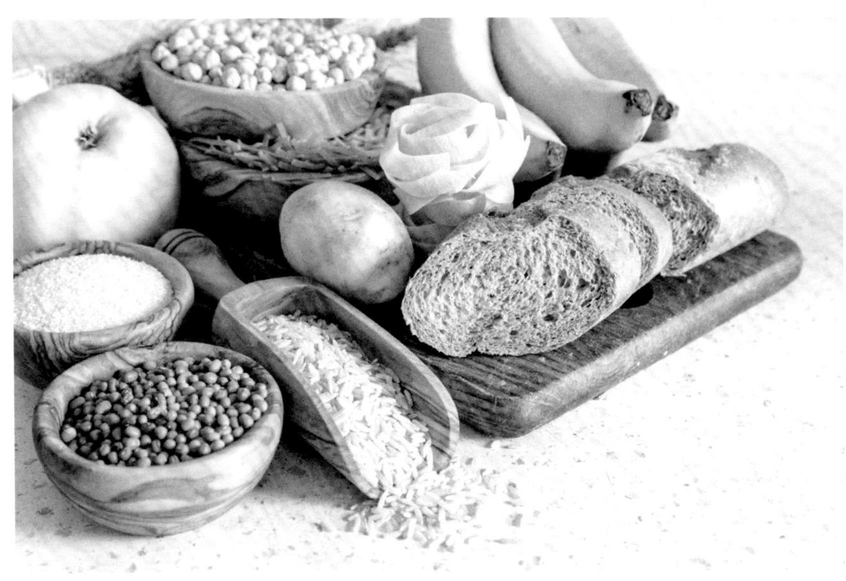

Daraus ergeben sich die folgenden sieben Grundsätze der Vollwert-Ernährung:[12]

» *Genussvolle und bekömmliche Speisen*
» *Bevorzugung pflanzlicher Lebensmittel*
» *Bevorzugung gering verarbeiteter Lebensmittel*
» *Ökologisch erzeugte Lebensmittel*
» *Regionale und saisonale Erzeugnisse*
» *Umweltverträglich verpackte Produkte*
» *Fair gehandelte Lebensmittel"*

Zusammenfassend können wir festhalten:

Ernährungstherapie vom Mutterleib bis ins Erwachsenenalter stellt einen ersten wichtigen Schritt zur Behandlung allergischer Erkrankungen und insbesondere der Neurodermitis dar.

Ernährung wirkt sich nicht nur auf Stoffwechsel, Immunsystem, Hormone und Psyche aus, – Ernährung beeinflusst unsere Gesundheit sogar über Generationen. Somit spiegeln die hier vorgestellten therapeutischen Maßnahmen nicht nur den Erfahrungswert in der erfolgreichen Behandlung von über 15.000 Patienten jeglichen Alters wider – sie basieren auch auf wissenschaftlichen Erkenntnissen im Bereich von Immunologie[13], Stoffwechsel und Genetik[14].

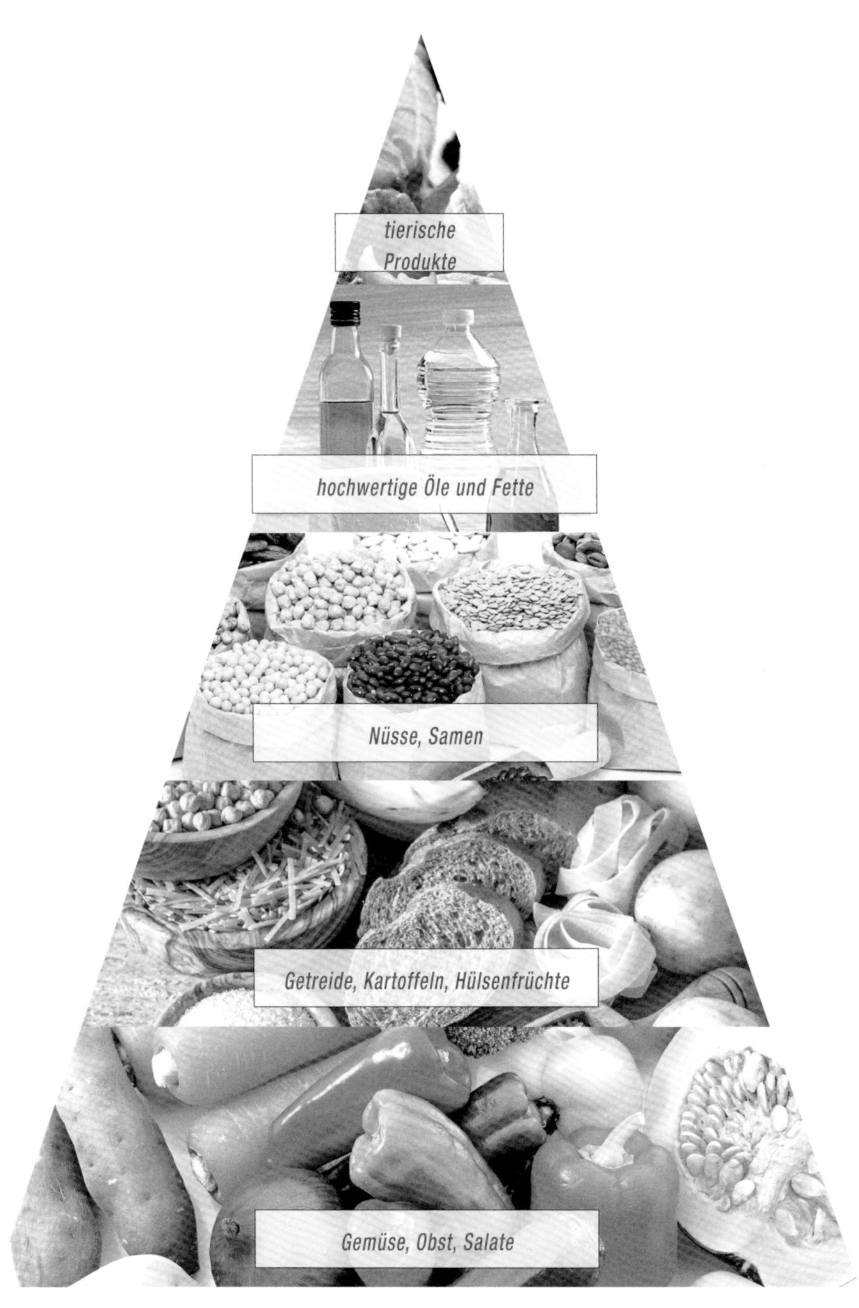
tierische
Produkte
hochwertige Öle und Fette
Nüsse, Samen
Getreide, Kartoffeln, Hülsenfrüchte
Gemüse, Obst, Salate

2. Schritt zur Erscheinungs-freiheit:

Der Darm

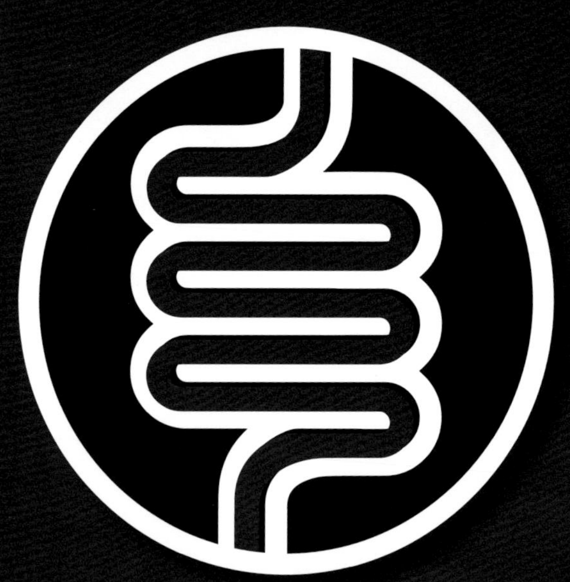

Behandlung der Ursachen

Dein Darm – Wurzel der Lebenskraft

Der Darm ist die größte Grenzfläche zwischen Körper und Außenwelt.[15]

Dr. Mathias Oldhaver

Wurde bis vor wenigen Jahren die Bedeutung der Darmflora für den Menschen in der Medizin noch heruntergespielt, so erscheinen mittlerweile immer mehr Artikel in Fachzeitschriften, welche den hohen Wert des Mikrobioms für den Menschen und seine Gesundheit herausstellen und untermauern.

Was versteht man unter dem Begriff ***Mikrobiom?*** Der Begriff bezeichnet im weiteren Sinne die Gesamtheit aller den Menschen oder andere Lebewesen besiedelnden Mikroorganismen.

Halten wir uns vor Augen: Allein in unserem Verdauungstrakt befinden sich über 800 verschiedene Keimarten. Sie haben eine wesentliche Bedeutung für die Verwertung unserer Nahrung und den Immunschutz. Sie spielen auch eine wichtige Rolle bei der Eliminierung ungünstiger Keime und bei der Inaktivierung allergener Substanzen aus der Nahrung. Hinzu kommen komplexe Enzymsysteme, die für eine optimale Aufspaltung der Nährstoffe sorgen und dadurch das Einwandern zu großer Eiweißmoleküle in das Blut verhindern.

Es leuchtet ein, dass Störungen in diesem komplexen und sensiblen System erhebliche Auswirkungen auf unser Wohlbefinden haben können.

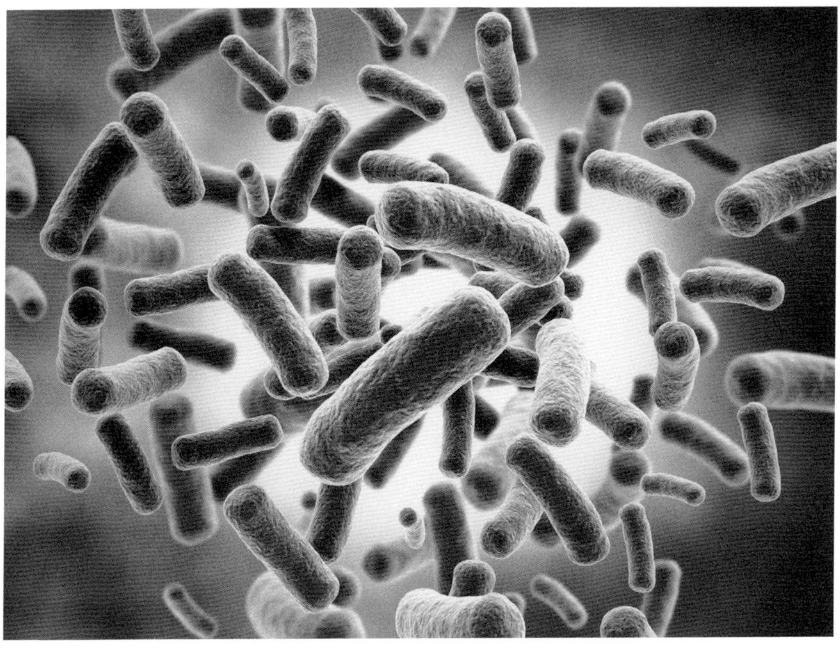

Das Mikrobiom besteht aus 100 Billionen Mikroorganismen.

Vom Säugling zum Erwachsenen

Von ausschlaggebender Bedeutung für die Gesunderhaltung des Organismus ist die Aufrechterhaltung einer Sauerstoffarmut im Dickdarm, die von der Art der Ernährung abhängig ist.

Dr. Dr. med. P. G. Seeger

Im Mutterleib und kurz nach der Geburt befinden sich noch keine Keime in unserem Verdauungssystem. Die Erstbesiedelung findet während der Geburt durch den Kontakt mit der Scheidenflora der Mutter sowie den Umgebungskeimen des Geburtskanals statt und Tage später auch durch die Keime der Umgebung. Kinder, deren Geburt auf natürlichem Wege erfolgt ist, also auf dem Weg durch den Geburtskanal, haben einen Vorteil gegenüber Kaiserschnittkindern, die nicht in Kontakt mit der mütterlichen Scheidenflora kommen konnten.

Günstig beeinflusst wird der weitere Aufbau der Darmbesiedelung auch durch das Stillen. Man darf behaupten, dass gestillte Kinder gegenüber ‚Flaschenkindern' im Vorteil sind.

Um eine stabile Darmflora aufzubauen, dauert es im Durchschnitt bis zu zehn Jahre, wobei sich diese im Alter bei bestimmten Keimgruppen wieder verändert.

Um sich ein stabiles ‚Ökosystem Darm' bis ins Erwachsenenalter hinein aufzubauen und zu erhalten, bedarf es einer vollwertigen Ernährung. Die Definition einer vollwertigen Ernährung wurde bereits im vorherigen Kapitel erläutert.

Was schädigt die Darmflora?

Die erste Generation der Störung betrifft immer den Darm oder einzelne Darmabschnitte.

Dr. Konrad Werthmann

Als offenes System bietet der Verdauungstrakt mit seiner Gesamtfläche von ca. 500 m^2 und einer Länge von zehn bis elf Metern auch eine große Störfläche. Über Luft, Getränke, Nahrung, Medikamente und Umwelt können permanent Stoffe unsere Darmflora erreichen und diese ungünstig beeinflussen.

Die häufigste therapeutische Maßnahme, welche die Darmflora beeinträchtigt, ist die medikamentöse Therapie mit Antibiotika, Cortison und Hormonen wie z.B. der ‚Pille'.

Das Labor Enterosan[16] gibt seit einiger Zeit ein Informationsblatt heraus. Hier sind Antibiotika aufgelistet, welche die Darmflora ungünstig verändern. Es lässt sich sagen, dass es hauptsächlich so wichtige Keime wie Colibakterien, Milchsäurebakterien und Enterokokken sind, die darunter zu leiden haben.

Einfluss oraler Antibiotika auf die Darmflora

Antibiotica-Gruppe	Substanzname (Beispiel)	Reduktion der				
		E. Coli	Entero-Coccus	Bilfido-Bact.	Lacto-bacillus	Bacte-roides
Aminopeniciline	Amoxicillin	++	++	+	+	ϕ
Isoxazolylpenicilin	Oxacillin	ϕ	ϕ	+	+	ϕ
Ureidopencilline	Piperacillin	+++	+++	+	+	ϕ
Cephalosporine	Cefpodoxim	+++	ϕ	++	+	ϕ
Carbapeneme	Imipenem	+++	+	ϕ	ϕ	+++
Tetracycline	Tetracyclin	++	+	++	++	+
Makrolide	Erythromycin	ϕ	+	++	++	+
Ketolide	Telithromycin	ϕ	++	++	++	+
Chinolone	Ciprofioxacin	+++	+	ϕ	ϕ	ϕ
Chloramphenicol	Chloramphenicol	++	++	++	++	+++
Lincosamide	Cindamycin	ϕ	ϕ	++	++	++
Glycopeptide	Vancomycin	ϕ	++	ϕ	ϕ	++
Sulfonamide	Cotrimoxazol	++	ϕ	+	+	ϕ
Fosfomycin	Fostomycin-Trometamol	++	++	+	ϕ	ϕ
Fusidinsäure	Fusidinsäure	ϕ	+	ϕ	+	++
Nitroimidazole	Metronidazol	ϕ	ϕ	ϕ	ϕ	+++
Nitrofurane	Nitrofurantoin	++	++	++	+	+++

Nach Brodt (2013), Charteris et al. (1998 a), Charteris et al. (1998 b), Klare et al. (2007), Knothe (1991), Milatovic u. Braveny (1997), Ralph (1977)

+++ *stark geschädigt* ++ *schwer geschädigt* + *geschädigt* ϕ *nicht geschädigt*

Als Folge davon vermehren sich ungünstige Keime. Vor allem aber auch Hefe- und Schimmelpilze. Diese ungünstige Veränderung der Darmflora leistet wiederum allergisch-entzündlichen Reaktionen im Darm Vorschub, schädigt die Darmschleimhaut und ruiniert wichtige Immunbarrieren des Darmes.

Als Folge davon wiederum wird Erkrankungen wie Neurodermitis Vorschub geleistet, sie werden zum Ausbruch gebracht oder es werden Schübe initiiert.

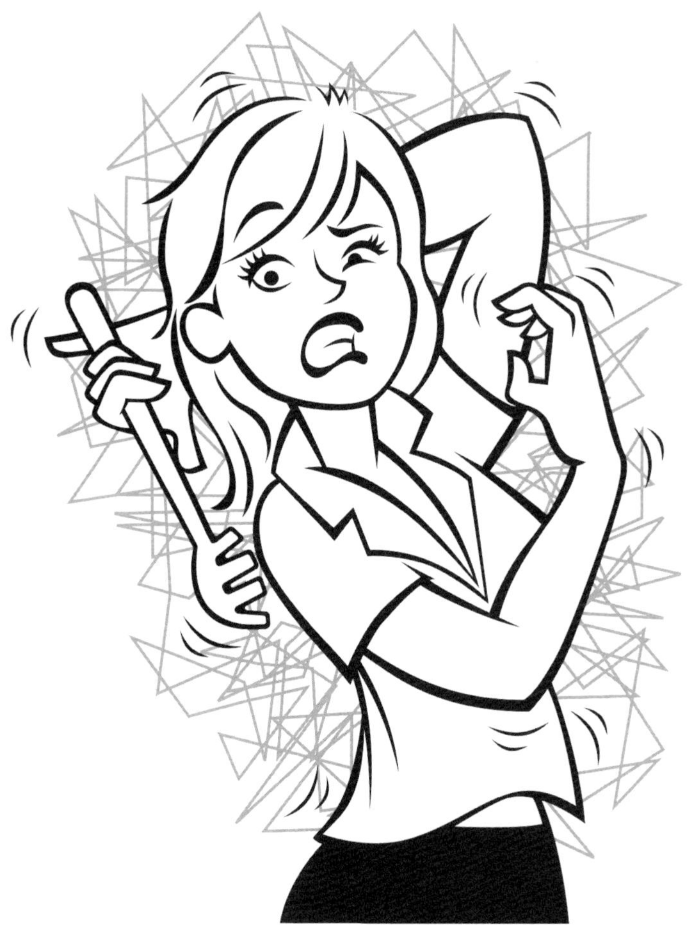

Leaky Gut – wenn der Darm „Löcher" hat

Immer neue Studien zeigen, dass offenbar viele Erkrankungen – von den chronisch entzündlichen Darmerkrankungen über Autoimmunerkrankungen bis hin zu psychischen Erkrankungen – mit dem Leaky-Gut-Syndrom zusammenhängen.[17]

Dr. Mathias Oldhaver

Wie auf den vorhergehenden Seiten bereits beschrieben, ist es gerade unser Verdauungssystem, das ein großes, offenes System zur Umwelt darstellt. Aus diesem Grund hat die Natur in weiser Voraussicht Schutzsysteme installiert, die dieses System vor von außen kommenden Angriffen aus der Nahrung, durch Fremdkeime und Parasiten schützen soll. Diese Schutzsysteme oder Darmbarrieren setzen sich zusammen aus:

- » *der Darmflora selbst*
- » *Enzymen und Stoffwechselprodukten der Darmflora*
- » *dem sekretorischen Immunglobulin A, welches die Schleimhaut wie einen Schutzfilm überzieht*
- » *Abwehrzellen in der Schleimhaut*
- » *M-Zellen, welche Fremdkeime und Allergene dem Immunsystem präsentieren*

Wird nun einer oder mehrere dieser Schutzfaktoren zerstört, kommt es zum Super-GAU. Es entstehen entzündliche Prozesse auf der Schleimhaut, was wiederum zu einer erhöhten Durchlässigkeit führt. Grundsätzlich jedoch ist die Durchlässigkeit der Darmschleimhaut erst einmal normal, sie muss ja Nährstoffe hindurchlassen, um uns mit allen lebenswichtigen Stoffen aus der Nahrung zu versorgen. Entzündungen jedoch steigern diese Durchlässigkeit ins Unnormale. Dann nämlich lässt der Darm Allergene, Schadstoffe und Krankheitserreger ungefiltert hindurchwandern. Der Darm wird ‚löchrig'. In der Fachsprache spricht man von einem ‚Leaky-Gut-Syndrom'.

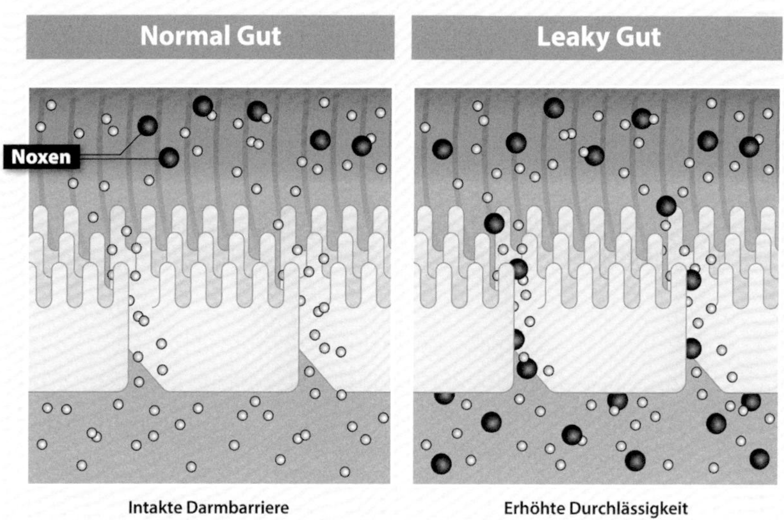

Von einem Syndrom wird deshalb gesprochen, weil jetzt nicht nur entzündlich-allergische Reaktionen im Darm mit Durchfall, Unverträglichkeit von Nahrungsmitteln, Reizdarmsymptomatik und Ähnlichem ablaufen können. Ebenfalls in Gang gesetzt werden können auch allergische oder pseudoallergische Reaktionen auf der Haut und in den Schleimhäuten. Je nachdem, welche ‚Häute' betroffen sind, laufen unterschiedlich lokalisierte, krankhafte Prozesse ab: Neurodermitis auf der Haut, Asthma in der Lunge, Heuschnupfen im Frühjahr und Sommer, Entzündungen in den Nasennebenhöhlen oder Entzündungen in der Gelenkschleimhaut – also Rheuma –, um nur einige Beispiele zu nennen.

Mykosen

Hefen und Schimmelpilze, die in der Systematik zwischen Tieren und Pflanzen stehen, weisen eine außerordentliche Artenvielfalt und eine erstaunliche Anpassung an den unterschiedlichsten, auch extremen Standorten auf.[18]

Dr. med. vet. Gero Beckmann, Dr. med. vet. Andreas Rüffer

Gelingt es Pilzen, sich im Darm anzusiedeln, so stellt dies eine empfindliche Störung der Darmflora dar. Pilze gehören nämlich nicht zur normalen Darmflora, sie können allerdings in geringen Mengen vorkommen, da wir sie von außen mit der Nahrung täglich zuführen.

Zum Problem werden Pilze erst, wenn eine oder mehrere Immunbarrieren des Darmes gestört sind und sie sich in sogenannten Pilznestern in der Schleimhaut ansiedeln. Durch Antibiotikabehandlungen, die Einnahme von Hormonpräparaten und durch Cortison wird die Pilzansiedlung im Darm begünstigt. Häufig handelt es sich dabei um verschiedene Hefepilze wie z. B. Candida albicans und andere Arten. Aber auch Schimmelpilze können auftreten. Die Pilze drängen dann wichtige Keimgruppen zurück, verändern das Milieu des Darmes und produzieren unter anderem minderwertigen Alkohol. Dadurch kann es zu einer Entzündung der Darmschleimhaut kommen, sodass diese durchlässiger wird.

Da viele Allergiker cortisonhaltige Mittel in Form von Salben, Spray oder Tabletten verwenden oder verwendet haben, stellt uns der Pilzbefall des Darmes immer wieder vor große Herausforderungen. Wird das Immunsystem zusätzlich noch durch häufige Antibiotikagaben in Mitleidenschaft gezogen, können sich Pilzsporen über eine Streuung des Lymphsystems auch in anderen Organregionen wie Haut, Lunge, Scheide, Blase und sogar Gelenke einnisten und Beschwerden hervorrufen.

Manchmal findet die Erstbesiedelung schon in den ersten Lebensstunden statt, nämlich dann, wenn die Scheidenflora der Mutter mit Pilzen besiedelt ist und der Säugling bei der Geburt diese Pilzsporen aufnimmt.

Seite: 1 von 3

		Untersuchungsbefund	KbE/g	Normbereich	Hinweis
		■ STUHLFLORA			
		Aerobe Flora			
	---	**E. coli**	**< 10^4**	(10^6 - 10^7)	**stark vermindert**
✓		E. coli-Varianten	< 10^4	(< 10^6)	Normbereich
✓		Enterobacteriaceae	< 10^4	(< 10^6)	Normbereich
	---	**Enterococcus sp.**	**< 10^4**	(10^6 - 10^7)	**stark vermindert**
✓		Andere Aerobe	< 10^4	(< 10^5)	Normbereich
		Anaerobe Flora			
✓		Bacteroides sp.	$6 \cdot 10^9$	(10^8 - 10^{10})	Normbereich
✓		Clostridium sp.	< 10^6	(< 10^6)	Normbereich
	-	**Bifidobacterium sp.**	**$2 \cdot 10^7$**	(10^8 - 10^{10})	**gering vermindert**
✓		Lactobacillus sp.	$1 \cdot 10^6$	(10^5 - 10^7)	Normbereich
✓		Andere Anaerobe	< 10^6	(< 10^9)	Normbereich
		Pilze			
	(+)	Candida sp.	$2 \cdot 10^3$	(< 10^3)	Grenzbereich
✓		Geotrichum sp.	< 10^2	(< 10^3)	Normbereich
✓		Andere Pilze	< 10^2	(< 10^3)	Normbereich
		Stuhl-pH			
	-	**5,5**		(6 - 7)	**sauer**
		Intestinale Ökobilanz			
	+++	**10 Punkte**		(0 Punkte)	**stark erhöht**

Abbildung 2: Stuhlbefund eines 10-jährigen Jungen mit Neurodermitis – die wichtigen Keimgruppen E. coli und Enterococcus sind vermindert und Candidapilze leicht vermehrt

Untersuchungsbefund		Normbereich	Hinweis
■ VERDAUUNGSPARAMETER			
Verdauungsrückstände			
Muskelfasern	ø	(ø bis +)	Normbereich
Stärke	ø	(ø bis +)	Normbereich
Neutralfette	**++**	(ø bis +)	**Wir empfehlen folgende Bestimmungen im Stuhl: Fettgehalt und Pankreas-Elastase 1 (exokrine Pankreasinsuffizienz?).**
Fettsäuren	**ø**	(ø bis +)	
■ LOKALER IMMUNSTATUS			
Sekretorisches IgA.......	**0,58 mg/g**	(0,71-2,19 mg/g)	**Wert vermindert. Hinweis auf eine Beeinträchtigung des darmassoziierten Immunsystems.**

Erläuterungen zu Verdauungsrückständen:
+++ = mikroskopisch stark nachweisbar
++ = mikroskopisch mäßig nachweisbar
+ = mikroskopisch schwach nachweisbar
ø = mikroskopisch nicht nachweisbar

Abbildung 3: Stuhlbefund eines 10-jährigen Jungen mit Neurodermitis – schon mit 10 Jahren eine Funktionsschwäche der Bauchspeicheldrüse und ein zu niedriges sekretorisches Immunglobulin A als Schutzfaktor der Darmschleimhaut

Zusammenfassend können wir festhalten:

Neben der Ernährungstherapie gehört die Darmsanierung zum Grundkonzept einer ganzheitlichen Behandlung der Neurodermitis und stellt somit den zweiten wichtigen Behandlungsschritt dar.

Vom Säugling bis zum Erwachsenen gehört eine Analyse der Darmflora – die Bestimmung einer möglichen Pilzbesiedlung und das Erfassen eines Leaky Gut – zur Basisdiagnostik. Denn nur daraus lassen sich die notwendigen Schritte einleiten, um mittels Ernährung und der Gabe von Darmpräparaten eine umfassende Sanierung der Darmflora sowie des darmeigenen Immunsystems und die Restaurierung der Darmschleimhaut in die Wege zu leiten.

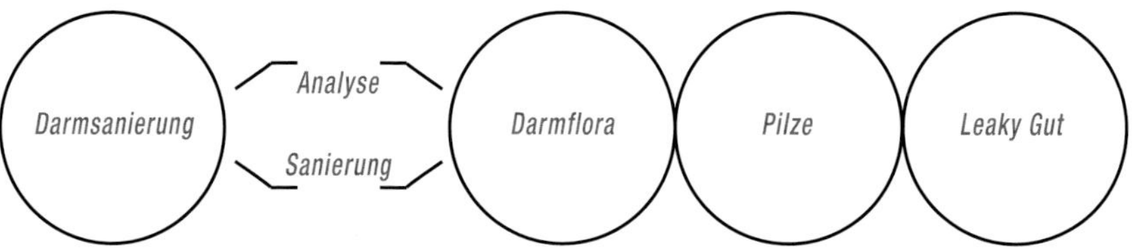

3. Schritt zur Erscheinungsfreiheit:

Das Immunsystem

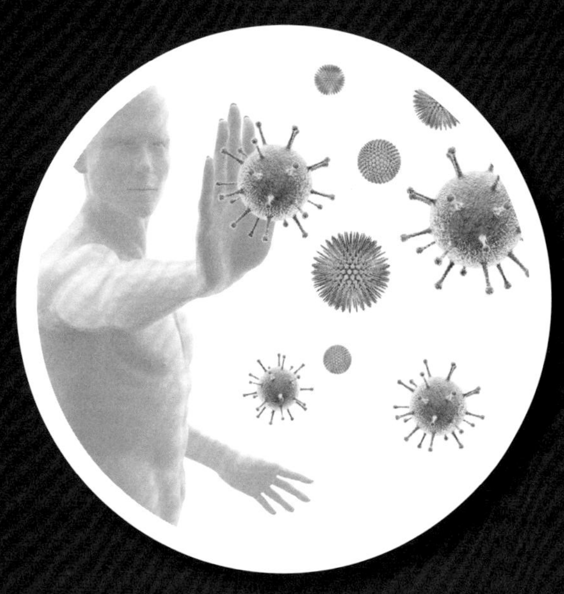

Ohne Immunsystem geht gar nichts

Allergie ist nichts anderes als der letzte verzweifelte Schrei eines über Generationen gebeutelten Organismus.

Anne Calatin

Bis vor einigen Jahren war man in der Naturheilkunde der Auffassung, dass dem Immunsystem eine wichtige Bedeutung bei der Entstehung von allergischen Erkrankungen zukommen müsse und dass das Ziel sein muss, das Immunsystem zu stärken, ohne allerdings darauf einzugehen, was denn genau im Immunsystem gestärkt werden soll.

Dass dem Immunsystem tatsächlich eine wichtige Rolle bei allergischen Erkrankungen zukommt, ist unbestritten: Das Immunsystem zu ‚stärken' bedarf jedoch wohl einer ganz neuen Betrachtungsweise. Die folgende Grafik soll dies verdeutlichen.

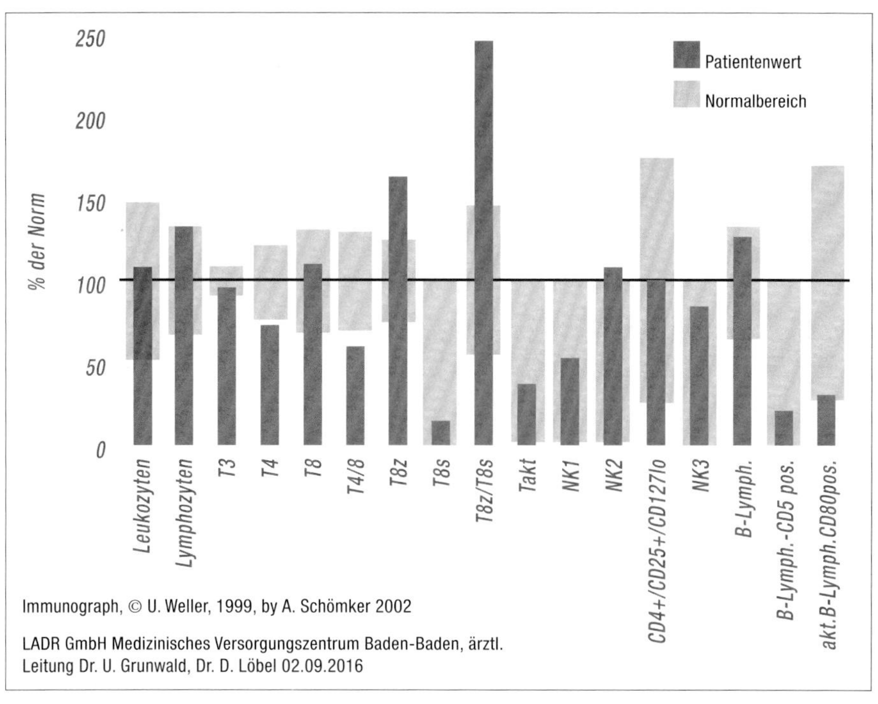

Abbildung 4: Lymphozytentypisierung – Neurodermitis (Praxis Spiller). Bitte lassen Sie sich nicht durch die Vielzahl an Zeichen und Buchstaben von der Betrachtung der Grafik abschrecken.

Konzentrieren wir uns als Erstes auf den ‚grünen Bereich' (hier in grau) und als zweites auf die schwarzen Balken. Wie Sie sehen, befinden sich die meisten dieser Balken im grünen Bereich, drei liegen oberhalb und zwei Balken befinden sich unterhalb. Was sagt uns das nun? Es bedeutet, dass bei diesem Patientenbeispiel manche Bereiche des Immunsystems ‚überschießen' – verdeutlicht durch die oberhalb liegenden Balken – und manche Bereiche des Immunsystems ‚gehemmt' werden, dargestellt durch die unterhalb liegenden Balken. Das heißt: Das Immunsystem kann ***gleichzeitig*** in bestimmten Teilen eine Überreaktion zeigen und in anderen Teilen gehemmt sein. Das Immunsystem nur ‚stärken' zu wollen führt dazu, dass die überschießenden Reaktionen verstärkt werden, während die gehemmten Reaktionen damit aber nicht automatisch in den Normbereich rücken. Aus diesem Grund betrachten wir mittlerweile das Immunsystem mit anderen Augen und streben statt einer generellen ‚Stärkung' die ***Modulation*** des Immunsystems an. Dazu stehen in der Zwischenzeit spezielle Präparate zur Verfügung, die das Ziel haben, die Fehlregulationen des Immunsystems wieder in Balance zu bringen, denn eine Allergie ist eine nicht angepasste, überschießende Abwehrreaktion des Immunsystems.

Im Rahmen dieses Buches ist es nicht möglich, in die Tiefe der immunologischen Aspekte von Allergien einzusteigen. Ich will jedoch trotzdem versuchen, bestimmte Zusammenhänge aufzuzeigen und zu erklären, warum die Modulation des Immunsystems ein so wichtiger Schritt auf dem Weg zur Erscheinungsfreiheit ist. Leider lassen sich hierbei bestimmte Fachausdrücke nicht vermeiden.

Immer noch geht man in der klassischen Medizin davon aus, dass die Ursachen einer Allergie in Fehlreaktionen des Immunsystems auf Fremdeiweiße wie Blütenpollen, Tierhaare, Hausstaub und Nahrungsmittel liegen. Durch das Meiden solcher Substanzen und/oder durch Desensibilisierung oder Unterdrückung der Reaktionen versucht man Symptomfreiheit zu erreichen; mit einer Ursachenbehandlung hat das allerdings nichts zu tun.

Es stellt sich jedoch die Frage: Warum kommt es überhaupt zu einer Fehlreaktion des Immunsystems? Oder: Warum kommt es zu einer nicht angepassten, überschießenden Abwehrreaktion des Immunsystems? Und ganz salopp ausgedrückt: Warum macht der Körper das überhaupt?

Es gibt darauf vier Antworten:

» *Genetische Veranlagung*
» *Impfschaden*
» *Chronisch virale Infektion*
» *Umweltgifte*

Genetische Veranlagung

Eine Neurodermitis bekommt nur jemand, der dazu auch die genetische Codierung hat. Um die Erkrankung zum Ausbruch zu bringen, muss diese Codierung irgendwann in Gang gesetzt – also aktiviert – werden. Studien belegen, dass in Familien, in denen Neurodermitis auftritt, Nachkommen häufiger an Neurodermitis erkranken als in anderen Familien. Trotzdem kann beobachtet werden, dass, wenn ein Elternteil Neurodermitis hat und mehrere Kinder bekommt, nicht alle an Neurodermitis erkranken. Es erkranken nur die Kinder, die den entsprechenden Gencode besitzen, und diese wiederum erkranken auch nur dann, wenn dieser Gencode aktiviert wird. Das gleiche Phänomen lässt sich bei Familien beobachten, in denen kein Elternteil oder Großelternteil Neurodermitis hat und trotzdem Nachkommen an Neurodermitis erkranken. Auch diese Kinder besitzen den Gencode für Neurodermitis. Dieser muss jedoch – wie bereits erwähnt – erst durch äußere Faktoren aktiviert werden. Wie sonst sollte sich erklären, warum ein Kind Neurodermitis bekommt, obwohl in der Familie keine Veranlagung nachzuweisen ist. Zu finden ist dieser Gencode übrigens auf einem sogenannten HLA-Molekül, welches vom Chromosom 16 gebildet wird.

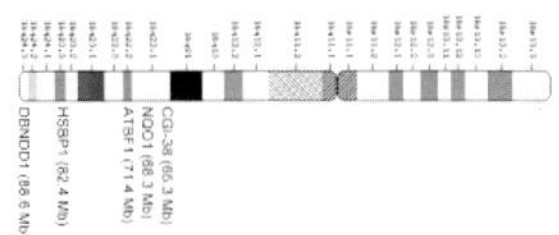

Abbildung 5: Chromosom 16[19]

HLA bedeutet ‚Humanes-Leukozyten-Antigen'. Es handelt sich hierbei um spezifische Antikörper, welche auf der Oberfläche von weißen Blutkörperchen (Leukozyten) beim Menschen (human) nachzuweisen sind. Diese HLAs stellen eine Gruppe von Genen dar, die im Immunsystem eine wichtige Rolle bei der Bekämpfung von Bakterien und Viren spielen.

Eine weitere wichtige Bedeutung kommt den HLAs durch die HLA-Typisierung zu. Ihr liegt die Erkenntnis zugrunde, dass viele Krankheiten mit bestimmten HLAs assoziiert sind. Assoziiert bedeutet hier ‚in Zusammenhang stehend'. Dadurch lassen sich Rückschlüsse auf das Krankheitsrisiko ziehen. HLAs, die mit dem Krankheitsbild Neurodermitis assoziiert sind, sind z.B. HLA BW4, HLA B7, HLA B8, HLA B13, HLA BW35 und HLA DR1.

Um diesen Zusammenhang zu verstehen, müssen wir uns kurz anschauen, was in unserem Körper passiert, wenn ein Allergen eindringt:

Dringt ein Allergen (Fremdeiweiß, Viren, Bakterien, Pilze) in den Körper ein, so wird es von einer spezialisierten Zelle aufgenommen, deren Aufgabe es ist, dem Immunsystem Fremdeiweiße zu ‚präsentieren', damit es in Aktion tritt.

Diese Zelle wird dann an ein HLA-Molekül gebunden, um sie den entsprechenden Abwehrzellen zu präsentieren. Besitzt ein Mensch ein oder mehrere Humane-Leukozyten-Antigene (HLAs), welche für die Entstehung der Neurodermitis eine entscheidende Bedeutung haben, kann die Neurodermitis ausgelöst werden.

Ich wiederhole und fasse noch einmal kurz zusammen: Die HLA-Moleküle haben nicht nur die wichtige Aufgabe, den Abwehrzellen des Immunsystems Fremdeiweiße, Viren, Bakterien und Pilze zu präsentieren, sie enthalten auch Geninformationen für Krankheiten wie z.B. Neurodermitis.

Um die Bedeutung der HLAs zu verdeutlichen, nenne ich hier ein weiteres Beispiel für eine genetische Codierung. In diesem Fall geht es nicht um Neurodermitis, sondern um Rheuma. In der Rheuma-Diagnostik ist es z.B. das HLA B27, das dem Arzt Hinweise darauf gibt, um welchen Rheumatyp es sich handelt. Dieses HLA B27 ist übrigens das in der Medizin bekannteste und am häufigsten im Blut getestete HLA überhaupt.

Die Frage ist: Warum werden solche Tests nicht auch bei Neurodermitis und anderen Erkrankungen veranlasst – zumal diese Erkenntnisse therapeutisch genutzt werden können?

Spannen wir nun den Bogen zu den ersten beiden bereits vorgestellten Schritten, die Neurodermitispatienten zur Erscheinungsfreiheit führen können.

Wir müssen demnach annehmen, dass die Veranlagung, auf Nahrungsmittel allergisch oder unverträglich zu reagieren, auch mit genetischen Informationen des HLA-Systems zusammenhängt.

Des Weiteren müssen wir annehmen, dass Fehlfunktionen des Darmes, Entzündungsreaktionen und Leaky Gut (der löchrige Darm) mit genetischen Informationen des HLA-Systems zusammenhängen.

Der Bogen zum Immunsystem schließt sich hier und wird noch verständlicher, wenn wir die weiteren Aspekte betrachten, die das Immunsystem ebenfalls vor große Probleme stellen können.

Von der Impfreaktion zum Impfschaden

Von den vielen Impfungen, die wir heute kennen, sind nur wenige als sinnvoll zu bezeichnen. Einige sind ungerechtfertigt, andere sind sinnlos, und fast alle haben schlimme Folgen.

Dr. med. G. Buchwald
„Impfen. Das Geschäft mit der Angst"

Die massive Zuführung durch Impfungen verabreichter Fremdeiweiße führt bei Personen mit einer entsprechenden genetischen Veranlagung zu einer übermäßigen Reaktion auf virale oder bakterielle Infektionen.

Prof. Dr. med. Maurice Jenaer

Es gibt deutliche Hinweise darauf, dass das Noch-Vorhandensein mütterlicher Antikörper beim Neugeborenen („Nestschutz") im Falle einer Impfung gegen die betreffende Erkrankung unter Umständen zu einer allergiefördernden Immunreaktion führt, – bestätigten sich diese Ergebnisse, wäre dies ein gewichtiges Argument für einen späteren Impfzeitpunkt (Holt 2003).

Dr. med. Gunter Schlegel
Workshop Pro und Contra Impfungen, München 2016

Die hier zitierten Ärzte konnte ich durch verschiedene Seminare persönlich kennenlernen. Ihre Erfahrungen decken sich mit meinen eigenen. Dass sie sich so kritisch mit dem Thema Impfen auseinandersetzen, hat nichts damit zu tun, dass sie alle dogmatische Impfgegner sind. Es hat vielmehr damit zu tun, dass alle – in der klinischen wie in der praktischen Tätigkeit – sowohl den Nutzen von Impfungen gesehen haben als auch die Schäden, die Impfungen im Immunsystem anrichten können. Die Erkenntnisse der Genetik und der Immunologie der letzten zwanzig Jahre führen inzwischen bei vielen Immunologen und Ärzten zu einer zunehmend kritischen Haltung gegenüber Impfungen.

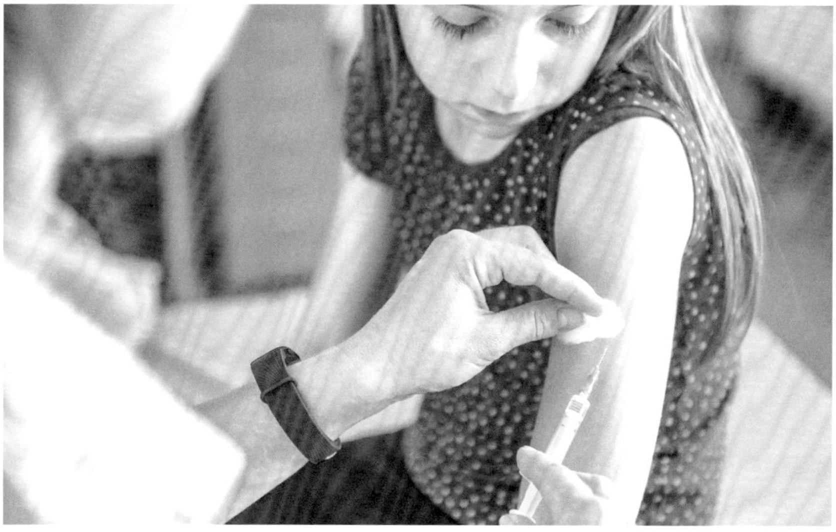

Impfungen beinhalten ein Neurodermitisrisiko.

In Bezug auf Neurodermitis lässt sich immer wieder beobachten, dass Neurodermitis nach Impfungen sehr häufig auftritt und dass akute Schübe provoziert werden können. Denn es wird hier nicht nur das Immunsystem in erhebliche Schwierigkeiten gebracht, sondern es werden auch HLA-Moleküle aktiviert, welche eine Neurodermitis in Gang setzen können.

Hierbei spielt noch ein weiterer Faktor eine Rolle, der bei Kleinkindern beachtet werden muss: Bei Kindern unter zwei Jahren sind wichtige Immunzellen, wie z. B. die B-Lymphozyten, noch unreif. Nur reife B-Lymphozyten sind jedoch in der Lage, entsprechend auf Impfseren zu reagieren. Daher empfehlen wir, Kinder erst ab dem 3. Lebensjahr zu impfen und Mehrfachimpfungen zu meiden.

erst ab dem 3. Lebensjahr impfen
keine Mehrfachimpfungen
auf Hautreaktionen achten, auch noch Wochen nach einer Impfung

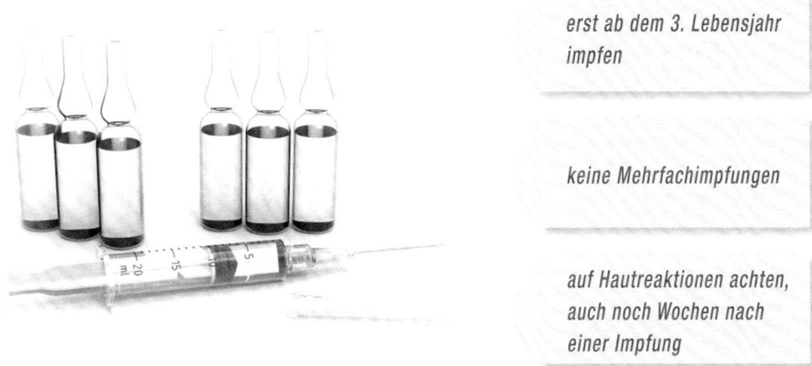

Liegt bereits eine Impfreaktion bzw. ein Impfschaden vor, kann versucht werden, mittels sogenannter Impfnosoden (Impfstoffe in homöopathisierter Form) Fehlreaktionen des Immunsystems durch Impfungen zu korrigieren.

Chronisch virale Infektionen

„Die Viren der Herpesfamilie sind beim Menschen weit verbreitet. Virenforscher nehmen sogar an, dass 90 Prozent der Bevölkerung weltweit damit infiziert sind. Es handelt sich um Viren, die nach der Erstinfektion im Körper verbleiben und sich in regelmäßigen Abständen reaktivieren.[20]

Dr. med. Anne-Gabriele Rebholz

Wir sind es gewohnt, dass unsere Kinder mehrere Infekte im Jahr durchmachen und diese viel zu häufig mit Antibiotika behandelt werden. Die Auswirkung auf das Verdauungssystem habe ich im Kapitel Darm schon erläutert. Muss das wirklich so sein? Ist es wirklich notwendig, banale Infekte so massiv zu behandeln? Bleibt diese Vorgehensweise tatsächlich ohne dauerhafte Auswirkung auf das Immunsystem?

Prof. Jenaer hat schon im Absatz über die Impfungen (siehe vorheriger Absatz: „Von der Impfreaktion zum Impfschaden") darauf hingewiesen, dass durch Impfungen bei Personen mit entsprechender genetischer Veranlagung oft eine übermäßige Reaktion auf Viren und Bakterien zu beobachten ist. Als Folge von Impfbelastungen und von akuten/wiederkehrenden Infekten treten vielmals chronische, unterschwellig ablaufende Infektionen auf, weil das Immunsystem nicht mehr in der Lage ist, eingewanderte Erreger entsprechend zu eliminieren.

Impfungen, wiederkehrende Infektionen sowie Antibiotikabehandlungen können auch dazu führen, dass beispielsweise Herpesviren und hier insbesondere der Epstein-Barr-Virus in den Körper eingeschleppt werden und dadurch bei entsprechender Veranlagung eine Neurodermitis in Gang gesetzt wird – oft kombiniert mit vermehrt zunehmenden Nahrungsmittelunverträglichkeiten, ständiger Müdigkeit als Ausdruck der chronischen Virenbelastung, Verstärkung des Juckreizes und Fehlfunktionen des Darmes.

In den Blutanalysen von Patienten, die an Neurodermitis erkrankt sind, finden sich häufig gerade bei Herpesviren sehr hohe Werte. Diese geben einen Hinweis auf eine chronische Viruslast oder eine Reaktivierung dieser Erreger.

Es wurde in den vorherigen Abschnitten bereits darauf hingewiesen, dass sowohl das Immunsystem des Kindes als auch seine Darmflora sowie das darmeigene Immunsystem bis zu zehn Jahre brauchen, um sich zu einem stabilen Abwehrsystem zu entwickeln. Anstatt es ständig mit Antibiotika und Cortison (außer in Notfallsituationen) zu unterdrücken, sollten wir es unterstützen und falls erforderlich modulieren. Nicht umsonst gibt es seit einiger Zeit Empfehlungen von Allergologen und Dermatologen, Kinder auf Bauernhöfe zu schicken, damit sie wieder mit Schmutz, Dreck und Mist in Berührung kommen – weil unsere sterile Welt und die krankhafte Idee, unsere Kinder von allem fernzuhalten, ein idealer Nährboden für Allergien, wiederkehrende Infekte und Autoimmunität geworden ist.[21]

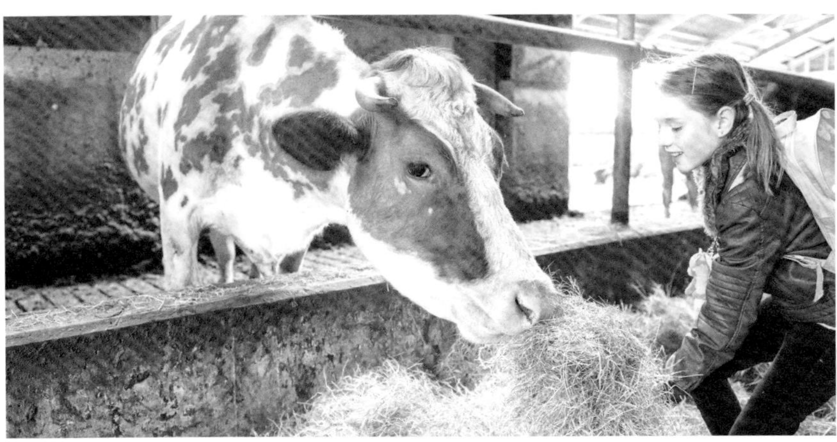

Allergologen empfehlen, Kinder auf Bauernhöfe zu schicken, um ihr Immunsystem zu trainieren.

Umweltgifte

„Das Bruttosozialprodukt und damit der nationale Wohlstand kann Menschen nicht gebrauchen, die allergisch gegen Segnungen des Fortschritts sind."

Zeitschrift Natur
Ausgabe 8/85

Wir sind zurzeit über 60.000 chemischen Stoffen aus der Umwelt ausgesetzt. Es wird für den Menschen zunehmend schwierig, sich an diese fremdgewordene Umwelt anzupassen. Da das Thema Umweltbelastungen den Rahmen dieses Buches sprengen würde, soll hier nur auf einen – aber wichtigen – Aspekt eingegangen werden.

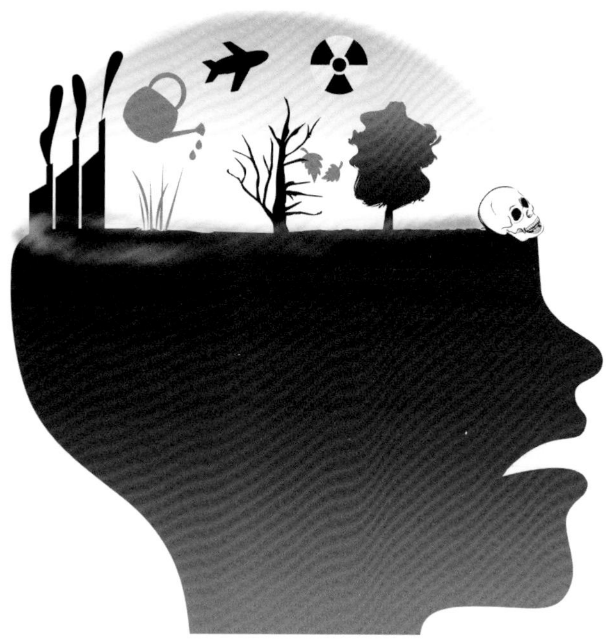

Zusammen mit Frau Dr. Blaurock-Busch, Boulder, Colorado[22], habe ich im Zeitraum zwischen Mai 1987 und August 1988 eine Studie durchgeführt. Wir haben uns mit der Frage auseinandergesetzt, wie es sich bei neurodermitiskranken Kindern mit dem Mineral- und Spurenelementhaushalt verhält. Die Analysen hierzu wurden über Haarproben erstellt. Untersucht wurden 182 stationär in der Schwarzwaldklinik Villingen behandelte Patienten. Bei diesen Analysen wurden auch Metalle und Spurenelemente untersucht, die eine toxische Wirkung auf den Organismus haben. Die Ergebnisse haben uns nicht nur überrascht, sondern auch entsetzt. Wir fanden bei keinem Kind einen gesunden Mineral- und Spurenelementhaushalt. Bei 37,3 Prozent der Kinder fanden wir zum Teil erhebliche Schwermetallbelastungen. Besonders häufig fanden wir Cadmium, Quecksilber, Nickel und Aluminium. Übrigens: Davon sind mit 45,4 Prozent am häufigsten Kinder im ersten bis zehnten Lebensjahr betroffen.[23]

Die Erkenntnisse aus dieser Arbeit helfen uns heute, auch daran zu denken, dass Säuglinge und Kleinkinder neurodermitische Hauterscheinungen entwickeln können, weil Enzymsysteme und Stoffwechsel überfordert sind, ‚giftige' Metalle aus dem Körper auszuscheiden, also Metalle, welche im Mutterleib auf das ungeborene Kind übertragen werden oder nach der Geburt durch Impfungen in den Körper des Kindes gelangen.

Quecksilber beispielsweise – der zweithäufigste Bestandteil in Amalgam – wird aus Amalgamfüllungen der Mutter herausgelöst und in eine organische Form – das Methylquecksilber – umgewandelt. Von dort gelangt es in den Körper der Mutter und über die Placenta in den Organismus des ungeborenen Kindes. Bei Methylquecksilber handelt es sich um eine Substanz, welche wichtige Enzymfunktionen in der Zelle lahmlegen kann und das zelleigene Immunsystem empfindlich hemmt. Erfahrungen zeigen: Gelingt es, die Schwermetalle auszuleiten, kann sich das Hautbild deutlich verbessern.

In Kontakt mit verschiedenen Aluminiumverbindungen wie Aluminiumhydroxidgel, Aluminiumphosphat und/oder Aluminiumsulfat kommt das Kind durch Impfungen. In einigen Impfseren werden auch Formaldehyd und Thiomersal (eine Quecksilberverbindung mit Natrium) eingesetzt.

Diese Zusätze werden Impfseren nicht nur wegen der besseren Haltbarkeit zugesetzt, sondern auch, weil sie eine lokale Entzündungsreaktion an der Impfstelle erzeugen, um dadurch das Immunsystem zu aktivieren. Ohne diese lokale Entzündungsreaktion würde der Impfstoff im Immunsystem nur eine geringe Reaktion hervorrufen, was unter Umständen das Immunsystem auf die Impfung nicht reagieren lässt. Man muss also mit Tricks arbeiten, um überhaupt eine Immunreaktion auf den Impfstoff zu erzeugen. Der Preis, den man dafür in Kauf nimmt, sind allergische und toxische Reaktionen auf Impfseren und das Einbringen von Schwermetallen in den kindlichen Organismus[24].

Essentielle Mineralstoffe in ppm = mg/L = mg/kg				Hoch
	Referenzwerte	**Testwerte**		
Calcium	220.000 — 1600.0	379.800		****************
Magnesium	20.000 — 130.00	27.150		***************
Essentielle Spurenelemente in PPM=mg/L=mg/kg				Niedrig / Referenzwerte / Hoch
	Referenzwerte	**Testwerte**		
Chrom	0.041 — 0.678	0.119		****************
Eisen	4.600 — 17.700	2.588	**Niedrig**	******
Kobalt	0.020 — 0.570	0.005	**Niedrig**	***
Kupfer	10.000 — 41.000	41.150	**Hoch**	*******************************
Mangan	0.120 — 1.300	0.061	**Niedrig**	*****
Molybdaen	0.020 — 1.000	0.045		***************
Selen	0.210 — 5.460	0.893		****************
Zink	142.000 — 272.00	137.500	**Niedrig**	*********
Nichtessentielle Spurenelemente in PPM=mg/L=mg/kg				Hoch
	Referenzwerte	**Testwerte**		
Bor	0.072 — 9.000	0.521		***************
Germanium	0.000 — 1.650	0.003		***************
Jod *	0.011 — 4.650	0.231		***************
Lithium	0.000 — 0.530	0.002		***************
Strontium	0.650 — 6.900	1.579		*****************
Vanadium	0.005 — 0.730	0.048		***************
Potentiell toxische Elemente in PPM = mg/L = mg/kg				Hoch
	Referenzwerte	**Testwerte**		
Aluminium	0.000 — 8.000	9.945	**Hoch**	******************************
Antimon	0.000 — 0.597	2.316	**Hoch**	***********************************
Arsen	0.000 — 1.000	0.025		***************
Barium	0.000 — 4.640	0.586		****************
Beryllium	0.000 — 0.200	0.000		***************
Blei	0.000 — 3.000	9.290	**Hoch**	**********************************
Kadmium	0.000 — 0.200	0.007		***************
Nickel	0.000 — 0.500	0.108		******************

Abbildung 7: Haarmineralanalyse – Beispielbefund Praxis Spiller

Pflege der Haut

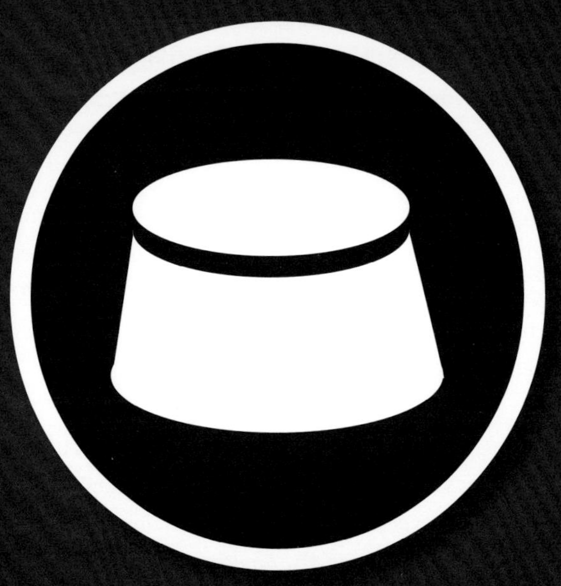

Verhornungsstörung

Während wir im Rahmen der stationären Behandlung in der Schwarzwald-Klinik einen totalen Salbenentzug vorschlugen, muss im ambulanten Bereich etwas moderater vorgegangen werden. Denn ein Salbenentzug bedeutet erst einmal eine dramatische Verschlechterung des Hautbildes, da die Haut durch den Fettentzug extrem trocken, rissig und schmerzhaft werden kann.

Circa ein Drittel der Neurodermitiker bringen eine angeborene Verhornungsstörung mit auf die Welt, wodurch die fetteigene Produktion in der Haut schon erheblich eingeschränkt ist. Eine langfristige Salbenbehandlung der Haut beeinträchtigt obendrauf fettbildende Talgdrüsen. Diese produzieren weniger körpereigenes Fett, da ja genügend Fett von außen zugeführt wird. Ein Teufelskreis beginnt. Je trockener die Haut, umso mehr wird ‚geschmiert'. Umso mehr geschmiert wird, desto trockener wird die Haut. Ideal wäre es, gar nicht erst mit einer Salbenbehandlung, ‚Pflegecremes' oder Ölbädern zu beginnen. Denn wie oben bereits erwähnt: ***Neurodermitis ist keine Hautkrankheit!***

Die Behandlung der Haut mit Salben, Ölbädern oder Cremes hat – wenn überhaupt – nur einen kosmetischen oder psychologischen Effekt, aber keinerlei heilenden Nutzen. Selbst cortisonhaltige Substanzen, die das Hautbild kurzfristig besser aussehen lassen, verlieren ihre Wirkung, wenn sie abgesetzt werden.

Wurde allerdings die Haut schon über Jahre von außen entsprechend ‚behandelt', ist ein Salbenentzug in den meisten Fällen nicht mehr möglich. In dieser Situation wird versucht, die Fettzufuhr über Salben schrittweise zu reduzieren und zumindest von cortisonhaltigen Salben wegzukommen.

Das Dilemma, in dem sich Patienten mit Neurodermitis befinden, beschreibt sehr eindrucksvoll ein Forumsbeitrag in der Zeitschrift „Brigitte“ vom 16.03.2014, in dem eine junge Dame auf der Suche nach einer guten Hautbehandlung ist.

„Hallo Kerstin,
ich schlage mich auch die letzten Jahre mit Neurodermitis rum,
mal mehr, mal weniger.
Es hängt auf jeden Fall mit Allergien zusammen,
also bist du hier auch richtig.
Bei mir hilft an den Augen nur Protopic, was ja nicht rezeptfrei ist.
Zusätzlich soll ich die Augenpartie reichlich pflegen,
sagt der Hautarzt. Ich nehme von balea (dm) Ultra sensitiv Gesichtscreme.

Aus der Apotheke hab ich immer Panthenolspray für meine Hände parat. Nehm aber auch ganz viel normale Handcreme aus der Drogerie --> aber ohne Parfüm!
Außerdem Eucerin Akut Lipbalsam f. Mund u. Augen.

Was mir auch guttut ist Melkfett, weil ohne Zusatzstoffe.

Leider ist bei mir auch die Kopfhaut betroffen, da muß ich Kortisonlösung (verschreibungpfl.) drauf machen.

Das sind meine Mittel, um einigermaßen über die Runden zu kommen, aber wie gesagt, jeder reagiert auch anders.

Alles Gute blackearring!“

Cortison

Cortison ist ein körpereigenes Hormon. Es wird in der Nebenniere gebildet und bei Entzündungen und Allergien vermehrt ausgeschüttet. Cortison hemmt also Entzündungsvorgänge und allergische Reaktionen im Organismus.

Diese Eigenschaften macht man sich in der Medizin bei Allergien und Autoimmunerkrankungen zunutze und setzt Cortison sowohl in der Akutbehandlung als auch in der Langzeitbehandlung ein. Wobei eine Langzeitbehandlung mit cortisonhaltigen Präparaten wegen erheblicher Nebenwirkungen kritisch betrachtet werden muss. Außerdem stellt eine Cortisontherapie niemals eine ursächliche Therapie dar, sondern ist lediglich auf das Verschwinden von Symptomen ausgerichtet. Wird eine cortisonhaltige Salbe aufgetragen, kommt es zwar kurzfristig zu einer Linderung des äußeren Hautbildes, – geschieht dies allerdings über längere Zeit, muss mit Nebenwirkungen auf die Haut und sogar auf den ganzen Körper gerechnet werden. Es können sich dann folgende Erscheinungen zeigen:

» *Die Haut wird dünn, faltig, pergamentartig.*
» *Die Haut wird bläulich-rötlich verfärbt.*
» *Es kann sich ein Hautkrebs ausbilden.*

Es ist unfassbar mitzuerleben, dass manche Neurodermitiker zehn Jahre und mehr mit cortisonhaltigen Präparaten behandelt wurden/werden.

Hautpflege von innen

Eine Alternative zu Salben in Bezug auf die Verbesserung der Hautfeuchtigkeit durch die Unterstützung des hauteigenen Lipidfilms ist die orale Einnahme von bestimmten Ölen mit einem hohen Anteil an Ölsäure, Linolsäure sowie Alpha- und Gammalinolensäure, wie Lein-, Borretsch- oder Perillaöl. So konnte in einer Interventionsstudie an der Universität Düsseldorf nachgewiesen werden, dass die Einnahme dieser Öle die Hauthydration deutlich verbessert und die Entzündungsneigung der Heut verringert. Zudem konnte sich durch eine Einnahme dieser Öle die Rauigkeit, Schuppigkeit und Glätte der Haut verbessern. Durch die verbesserte Hydration ist die Haut zudem besser gegen negative Umwelteinflüsse gewappnet. Hintergrund ist, dass die den Wasserhaushalt der Haut regulierenden Lipide aus ungesättigten Fettsäuren bestehen. Da diese vom Körper nicht selbst gebildet werden, müssen sie regelmäßig aufgenommen werden, um eine Schädigung der Hydrobalance der Haut zu vermeiden. Die oben genannten Öle versorgen die tieferen Schichten der Haut von innen mit den notwendigen Fettsäuren und tragen so zu einer spürbaren Verbesserung der Hautfeuchtigkeit bei.[25] Die genannten Öle gibt es auch in Form von Kapselpräparaten (z.B. Hydro Lipid Hautkapseln)

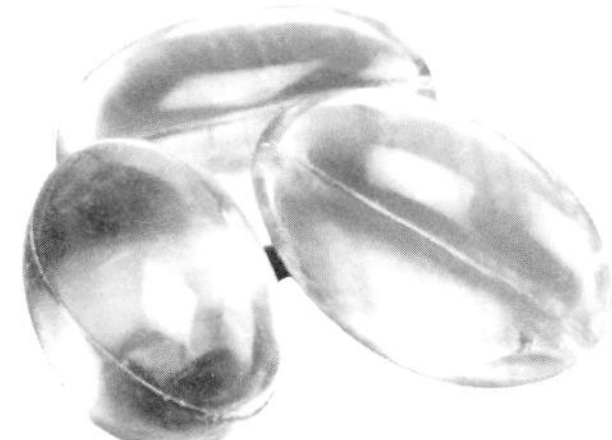

Mit bestimmten Ölen – auch in Kapselform – kann die Schuppigkeit der Haut von innen verringert werden.

Erfahrungsbericht zur Hautpflege

von Dorit-Gisela Schmücker

Aufgrund der starken Probleme mit meiner Haut habe ich schon sehr früh die Erfahrung mit mehrmals täglichem Eincremen gemacht. Um meine Haut einigermaßen in Schach zu halten, wurden Salben und Cremes mit Kortison verwendet. Zu diesem Zeitpunkt wusste man es nicht anders.

Oft hatte ich nach dem Cremen das Gefühl, die Haut würde ersticken. Doch als Kind kann man sich gegen solche Creme-Attacken der Mutter nicht wehren.

Irgendwann halfen sämtliche Cremes, Salben, Ölbäder etc. nicht mehr. Im Gegenteil, je mehr geschmiert wurde, desto mehr reagierte die Haut mit nässenden Ausschlägen. Fortan weigerte ich mich, meinen Körper ständig einzucremen. Ich verzichtete auf die Schaum- und Ölbäder. Zur Hautpflege nahm ich die gute alte Kernseife – damals noch als Block und ohne jegliche Zusätze. Zum Baden verwendete ich Schmierseife, ebenfalls ohne Zusätze. Hier machte ich die Erfahrung, dass tägliches Duschen die Haut unnötig reizt. Auch sollte nicht zu heiß geduscht werden. Meine Haut kommt mit lauwarmem Wasser am besten zurecht. Natürlich gibt es Situationen, bei denen ein tägliches Duschbad notwendig ist.

Die Neurodermitis zeigte sich nur noch an den Armbeugen und in den Kniekehlen. Das konnte ich wunderbar mit Kleidung verdecken. Die einzigen Problemzonen waren mein Gesicht und die Stellen hinter den Ohren. Ich habe über Jahre mein Gesicht mit einem cortisonhaltigen Produkt in Schach gehalten. Irgendwann hatte ich nach jedem Cremen heftige Kopfschmerzen und die Neurodermitis zeigte sich wieder vermehrt. Also, absetzen und ein anderes Produkt ausprobieren.

Es gab Phasen, in denen ich so verzweifelt war, dass ich, um das Spannungsgefühl der Haut zu lindern, meine Haut mit flüssiger Butter eingecremt habe.

In all den Jahren habe ich die Erfahrung gemacht, dass jede Hautpartie eine andere Pflege mit unterschiedlicher Intensität benötigt. So kann es sein, dass z.B. für die Hände und Füße (und nur dort) eine fetthaltige Creme verwendet werden muss. Das Gesicht benötigt (evtl. täglich) eine andere Pflege als der Körper. Plötzliche Unverträglichkeiten sind nicht ungewöhnlich. Produkte, die vorher vertragen wurden, werden plötzlich zum Auslöser.

Heute richte ich mich mit der Pflege nach den Bedürfnissen meiner Haut und der Verträglichkeit. Im Frühjahr und Herbst ist ein intensiveres Eincremen notwendig. Im Winter schütze ich meine Haut zusätzlich mit entsprechender Kleidung.

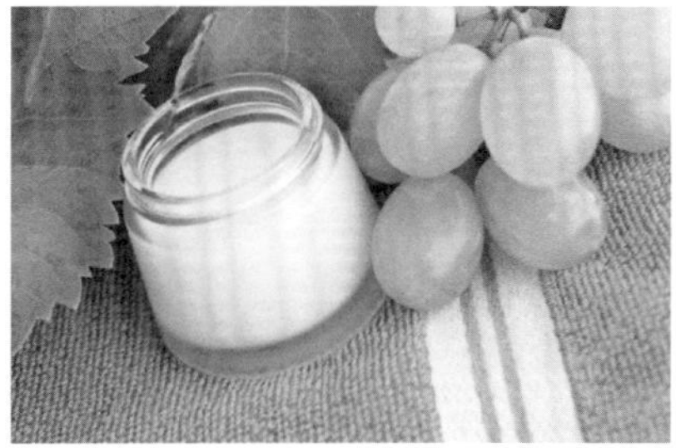

Jeder Neurodermitiker sollte die äußere Hautpflege seinen individuellen Bedürfnissen anpassen.

Zusammenfassung

Ernährungstherapie, Darmsanierung und Immunmodulation sind die drei Schritte einer erfolgreichen, ganzheitlichen Behandlung bei Neurodermitis. Die Behandlungserfolge in der Schwarzwald-Klinik Villingen bei 13.000 stationär behandelten Patienten zwischen 1984 und 1996[26] sprechen für sich, ebenso wie die bisher ca. 2.000 ambulant in meiner Praxis behandelten Neurodermitispatienten.

Ernährung ist deswegen ein wichtiges Element, weil sie nicht nur antiallergisch wirken kann, sondern den Darm sowie das Immunsystem und den Stoffwechsel günstig beeinflusst. Der anfängliche Verzicht auf tierisches Eiweiß in der Nahrung entlastet den gesamten Organismus und kann zu einem späteren Zeitpunkt erweitert werden – hin zu einer vollwertigen Ernährung auf der Grundlage der „Gießener Definition" (nachzulesen im Kapitel Ernährungstherapie).

Unserem Verdauungssystem ist nicht nur aufgrund der ‚Organgröße' und der Fähigkeit zur Stoffaufnahme und Ausscheidung Beachtung zu schenken, sondern auch, weil hier ca. 80 Prozent unserer immunaktiven Zellen angesiedelt sind. Neben diesen Immunzellen spielen auch die Darmflora und eine intakte Schleimhaut eine wichtige Rolle. Ihre Barrierefunktion verhindert das Einwandern allergener Substanzen aus der Nahrung und der Umwelt. Waren diese Erkenntnisse in der Vergangenheit eher eine Domäne der Ganzheitsmedizin, so finden diese Aspekte mittlerweile auch immer mehr Beachtung in Forschung und Wissenschaft.

Immunsystem und Genetik sind ein weiterer Schlüssel zum Verständnis des Krankheitsbildes Neurodermitis mit all seinen Facetten und Auswirkungen.

Auch wenn diese Zusammenhänge teils kompliziert und teils noch unerforscht sind, so stellen sie uns für die Diagnostik und Therapie wichtige Informationen zur Verfügung. Die ‚Mikroimmuntherapie' nutzt diese Erkenntnisse für ein erweitertes Diagnose- und Therapiekonzept. Dadurch kann das Krankheitsbild der Neurodermitis ursächlicher behandelt werden.

Mein Behandlungskonzept, das auf dem von mir 1984 definierten „Villinger Modell" fußt, erzielt dann seine optimalen Resultate, wenn der Betroffene und sein Umfeld mitarbeiten und sich auf den manchmal schwierigen Weg der Nahrungsumstellung einlassen und sich auch darauf einlassen, Cortison und Antibiotika nur im Notfall einzusetzen, und nicht zuletzt auch den Mut findet, Impfungen kritischer zu betrachten und mit dem Kinderarzt Vereinbarungen zu treffen, Impfungen wirklich nur auf die Nötigsten zu beschränken.

Hierzu bekommen Sie Unterstützung vom Bundesverband Neurodermitis e.V. und anderen Organisationen; die Adressen finden Sie im Anhang.

Wer hilft mir weiter

Bundesverband Neurodermitis e.V.
Heerstr. 189–191
56154 Boppard
Tel.: 06742 87130
info@neurodermitis.net
www.neurodermitis.net

Spillermedic
Niederestr. 24
78050 Villingen-Schwenningen
Tel.: 07721 4503
Fax: 07721 27218
www.spillerradionik.de

Labor für klinische Radionik
Niederestr. 24
78050 Villingen-Schwenningen
Tel.: 07721 4503
Fax: 07721 27218
www.spillerradionik.de

Ralf Moll Fastenseminare
Schwarzwald – Toskana – La Palma
Leitung
Dipl. oec.troph. Ralf Moll
Birkhaldenstr. 29
72172 Sulz a. Neckar
Tel.: 07454 92790
Fax: 07454 92791
info@typfasten.de
www.typfasten.de

Kurpark-Klinik
Gällerstraße 10
88662 Überlingen am Bodensee
Tel.: +49 7551 8060
Fax: +49 7551 806237
info@kurpark-klinik.de
www.kurpark-klinik.de

Klinik Buchinger Wilhelmi
Wilhelm-Beck-Str. 27
88662 Überlingen am Bodensee
Tel.: +49 (0) 7551 8070
Fax: +49 (0) 7551 807889
reservierung@buchinger-wilhelmi.com
www.buchinger-wilhelmi.com

Literatur

Magazin des
Bundesverbandes
Neurodermitis e.V.

Bundesverband Neurodermitis e.V.
Heerstr. 189–191
56154 Boppard
Tel.: 06742 8 71 30
info@neurodermitis.net
www.neurodermitis.net

Neurodermitis – Krankheit ohne Ausweg?
Wolfgang Spiller
ISBN: 978-3924877057,
Verlag Natürlich und Gesund

Schachmatt den Allergien
Ralf Moll, Wolfgang Spiller
ISBN: 978-3922894544, Schnitzer-Verlag

Dein Darm – Wurzel der Lebenskraft
Wolfgang Spiller
ISBN: 978-3926453754, Waldthausen-Verlag

Lebensaktive Enzyme
Wolfgang Spiller
ISBN: 978-3898815178, Fit fürs Leben-Verlag

Probiotika in der naturheilkundlichen Therapie
Dr. Mathias Oldhaver, Wolfgang Spiller
ISBN: 978-3944592077, Eubiotika Verlag

Leaky Gut – der durchlässige Darm
Dr. Mathias Oldhaver, Wolfgang Spiller
ISBN: 978-3944592114, Eubiotika Verlag

Abkürzungsverzeichnis

OP	Operation
akt.B-Lymph.CD80pos	aktivierte B-Lymphozyten
B-Lymph.	B-Lymphozyt
CD4+CD25+CD127/lo	regulatorische T-Lymphozyten
Dr.	Doktor
e.V.	eingetragener Verein
HLA B13	Humanes Leukozyten-Antigen
HLA B27	Humanes Leukozyten-Antigen
HLA B7	Humanes Leukozyten-Antigen
HLA B8	Humanes Leukozyten-Antigen
HLA BW35	Humanes Leukozyten-Antigen
HLA BW4	Humanes Leukozyten-Antigen
HLA DR1	Humanes Leukozyten-Antigen
IgA	Immunglobulin A
KbE/g	koloniebildende Einheit
mg/kg	Milligramm pro Kilo
mg/L	Milligramm pro Liter
NK1	Natürliche Killerzelle
NK2	Natürliche Killerzelle
NK3	Natürliche Killerzelle
OHG	offene Handelsgesellschaft
pH	Konzentration von Protonen
ppm	millionster Teil
Prof.	Professor
RAST	Radio-Allergo-Sorbent-Test
T3	T3-Lymphozyt
T4	T4-Lymphozyt
T4/T8	Verhältnis T4 zu T8
T8	T8-Lymphozyt
T8s	suppressor Lymphozyt
T8z	zytotoxischer T-Lymphozyt
T8z/T8s	Verhältnis T8z zu T8s
Takt	aktivierte T-Lymphozyten
vet.	veterinär
z.B.	zum Beispiel

Glossar

aid	Der aid infodienst ist ein gemeinnütziger Verein, der mit öffentlichen Mitteln gefördert wird. Er bietet Informationen rund um Landwirtschaft, Lebensmittel und Ernährung.
Aluminium	Schwermetall
Aluminiumhydro-xidgel	Säurebindende Aluminiumverbindung in Gelform
Aluminiumphosphat	Verbindung von Aluminium und Phosphor
Aluminiumsulfat	Verbindung von Aluminium und Schwefel
Amalgam	Zahnfüllmaterial, bestehend aus sechs Metallen
Analyse	Untersuchung eines Sachverhaltes
Antibiotika	Mittel zur Bekämpfung von Bakterien
Antigene	Fremdeiweiß
Antikörper	Vom Immunsystem gebildete Stoffe zur Markierung von Fremdeiweißen
Arachidonsäure	ungünstige Fettsäure in der Nahrung
Aromastoff	Duft- und/oder Geschmacksstoff in Lebensmitteln
assoziiert	Vorstellungen mit etwas verknüpfen, in Verbindung bringen
Asthma	Lungenerkrankung
atopisch	nicht zuzuordnen
Autoimmunerkran-kungen	Entzündliche Erkrankung, in der Faktoren des Immunsystems körpereigene Strukturen angreifen und zerstören
bakterielle Infektion	Entzündung durch Bakterien
B-Lymphozyten	Teil des zellulären Immunsystems, welches unter anderem Antikörper bildet
Botenstoffe	Als Botenstoffe bezeichnet man verschiedene chemische Stoffe, die in einem Organismus zur Signalübertragung beziehungsweise der chemischen Kommunikation (Chemokommunikation) dienen.
Cadmium	Schwermetall
Candiaarten	verschiedene Hefearten
Chromosom 16	fadenförmiges Gebilde, das das Erbgut eines Lebewesens trägt und in jedem Zellkern vorhanden ist
Codierung	Umwandlung von Information von einer in eine andere Informationssprache mit Hilfe eines Codes
Colibakterien	Darmbakterie, entdeckt von dem deutschen Arzt Escherich
Cortison	Hormon der Nebennierenrinde
Darmbarrieren	Schutzwall der Darmwand

Definition	Erläuterung
Denaturierung	Denaturierung bezeichnet eine strukturelle Veränderung von Biomolekülen wie Proteinen (Eiweiße) oder Desoxyribonukleinsäure (DNS), die in den meisten Fällen mit einem Verlust der biologischen Funktion dieser Moleküle verbunden ist, obgleich deren Primärstruktur unverändert bleibt
Desensibilisierung	der Vorgang, dass man den Organismus gegen bestimmte Allergene unempfindlich macht, indem man ihn an sie allmählich gewöhnt.
Dextrose	Zuckerart
Dominanz	Hervorhebung
Eliminierung	Vernichtung
endogen	von Innen entstehend
enteral	dem Verdauungstrakt zugehörig
Enterokokken	Bakterien des Darmes
E-Nummern	Kennzeichnung von Zusatzstoffen in der Nahrung
Enzym	Katalysator bei chemischen Prozessen im Körper
Epicutan	die Haut betreffend
Epstein-Barr-Virus	Herpesvirus
Facetten	Teilaspekt
Farbstoff	Zusatz in der Lebensmittelindustrie
Foodwatch	foodwatch entlarvt die verbraucherfeindlichen Praktiken der Lebensmittelindustrie und kämpft für das Recht der Verbraucherinnen und Verbraucher auf qualitativ gute, gesundheitlich unbedenkliche und ehrliche Lebensmittel. foodwatch ist unabhängig von Staat und Lebensmittelwirtschaft und finanziert sich aus Förderbeiträgen und Spenden. foodwatch ist ein gemeinnütziger Verein, dem jede und jeder beitreten kann.
Formaldehyd	Formaldehyd wird technisch in sehr großer Menge hergestellt und verwendet, u.a. zur Desinfektion und Konservierung (Formalin-Lösung, Kosmetika), zur Herstellung von Spanplatten, Klebern, Aminoplast-Ortsschäumen, Lacken, Farben, Holzschutzmitteln usw.
Gene	Träger unserer Erbinformationen
Genetik	Lehre über Erbinformationen und Erbanlagen
genetische Codierung	Umwandlung genetischer Erbinformationen
Geschmacksver-stärker	Zusatzstoffe in der Nahrungsmittelindustrie, wie z.B. Glutamat

Gewebshormon	Gewebshormone entstehen in spezialisierten Einzelzellen, die über ein Gewebe verteilt sein können und erfüllen dort spezielle Aufgaben.
Glucosesirup	Zuckerart
Gluten	Eiweiß in bestimmten Getreidearten wie Weizen, Roggen, Hafer, Gerste
Hefepilze	Hefen sind einzellige Pilze, die sich durch Sprossung oder Teilung vermehren, weshalb sie synonym auch als Sprosspilze bezeichnet werden.
Herpesviren	Eine Gruppe von DNA-Viren
Histamin	Gewebshormon
HLA-Molekül	Eiweißverbindung, um dem Immunsystem Fremdeiweiße zu präsentieren
HLA-Typisierung	Bestimmung der individuellen Veranlagung eines Menschen
Hormone	Von bestimmten Drüsen des Körpers gebildete Stoffe mit speziellen Funktionen im Stoffwechsel, Immunsystem oder Nervensystem
Immunbarriere	Teil des unspezifischen Immunsystems. Befindet sich meist auf der Oberfläche von Haut und Schleimhaut
Immunglobulin A	Antikörper mit spezifischer Funktion
Immunglobulin E	Antikörper mit spezifischer Funktion
Immunglobulin G	Antikörper mit spezifischer Funktion
Immunmodulation	Regulierung von Immunfunktionen mit verdünnten immunspezifischen Stoffen
Immunologie	Lehre vom Immunsystem
Immunsystem	Gesamtheit unseres Abwehrsystems
Impfnosoden	homöopathisierte Impfseren
Impfseren	zur Impfung verwendete Lebend- oder Totstoffe von Bakterien oder Viren
Inaktivierung	Ruhigstellung
Kasein	Eiweiß der Kuhmilch
Keimarten	verschiedene Erregertypen
Kettenreaktion	ein Vorgang, der einmal ausgelöst wird und seinerseits weitere Reaktionen derselben Art bewirkt
Konservierungsstoff	Substanz zur Haltbarmachung z.B. von Nahrungsmitteln
Lactalbumin	Eiweiß der Kuhmilch
Leaky Gut	Bezeichnung für eine krankhaft durchlässige Darmschleimhaut
Leukozyten	weiße Blutkörperchen
Linolensäuren	hochwertige Fettsäure
Lymphozytentypisierung	Laboranalyse bestimmter Unterarten der weißen Blutkörperchen

Mandelmilch	aus Mandeln hergestelltes Getränk
Mannose	Zuckerart
Mastzellen	sind Zellen der körpereigenen Abwehr, die Botenstoffe, unter anderem Histamin und Heparin, gespeichert haben
Mehrfachimpfungen	Impfstoffe, die oft bis zu 6 verschiedene Impfseren enthalten
Melkfett	Creme auf Paraffinbasis, besteht oft aus Vaseline
Methylquecksilber	organische Verbindung von Quecksilber
Mikrobiom	Gesamtheit aller Mikroorganismen des menschlichen Körpers
Mikroimmuntherapie	Behandlungskonzept eines gestörten Immunsystems
Mikroorganismus	Kleinstlebewesen
Milchsäurebakterien	Darmbakterien, welche Milchsäure produzieren
minderwertiger Alkohol	z.B. Fuselalkohole
Modulation	Veränderung einer Signalübertragung im Immunsystem
Molekül	Verbindungen zweier oder mehrerer Atome
Molekulargewicht	Summe der Atommassen aller Atome eines Moleküls
M-Zellen	Eine M-Zelle ist eine speziell modifizierte Epithelzelle, die eine wichtige Rolle in der Entwicklung und Funktionalität des Immunsystems spielt. Als solche kommt sie in den Tonsillen und in der Wand des Ileums vor.
Natrium	Natrium spielt eine wichtige Rolle bei der Kontrolle des Flüssigkeitshaushaltes im Körper.
Nebenniere	hormonbildendes Organ
Nickel	Schwermetall
Nikotin	Genussgift
ökologische Landwirtschaft	Die Begriffe ökologische Landwirtschaft, biologische Landwirtschaft, organische Landwirtschaft, Ökolandbau oder alternative Landwirtschaft bezeichnen die Herstellung von Nahrungsmitteln und anderen landwirtschaftlichen Erzeugnissen auf der Grundlage bestimmter Produktionsmethoden durch eine umweltschonende Produktion.
Ökosystem	ein natürlicher Lebensraum mit Lebewesen
Omega-Fettsäuren	hochwertige Fettsäure
Överkalix	Ort in Schweden
Panthenolspray	Enthält Dexpanthenol, Dexpanthenol zählt zu den Vitaminen und ist deshalb auch in Nahrungsergänzungsmitteln und Zubereitungen zur künstlichen Ernährung enthalten.
parasitär	durch Parasiten hervorgerufen
pergamentartig	sieht aus wie Pergament, hier in Verbindung mit Cortisonhaut

Pilzsporen	Keimzellen von Pilzen
Placenta	Mutterkuchen
Proteine	Eiweiße
Protopic	Salbe enthält Wirkstoff aus grampositiven Bakterien – Tacrolimus
pseudoallergisch	allergieähnlich
Psyche	Seele des Menschen
Quecksilber	flüssiges Metall
raffiniert	gereinigt
RAST	spezieller Allergietest im Blut
Reismilch	aus Reis hergestelltes Getränk
Restaurierung	Wiederherstellung
Rheuma	Gelenk-Muskel-Sehnenerkrankung
Saccharose	Zuckerart
Scheidenflora	natürliche Keimbesiedelung der Scheide
Schimmelpilze	besondere Gruppe von Pilzen
sekretorisches Immunglobulin A	Antikörper mit spezifischer Funktion
sensibilisieren	für etwas empfänglich machen
Sojamilch	aus Sojabohne hergestelltes Getränk
Stutenmilch	Milch von Pferden
Talgdrüsen	fettbildende Drüsen in der Haut
Thiomersal	Quecksilberverbindung in Impfseren
Verhornungsstörung	Talgdrüsen der Haut können nicht mehr genügend Fett nach Außen abgeben.
virale Infektion	Infekt durch einen Virus verursacht
Vitalstoffe	Oberbegriff für alle lebenswichtigen Stoffe aus der Nahrung für den Menschen
vollwertige Ernährung	lässt die Nahrung so natürlich wie möglich

Über den Autor

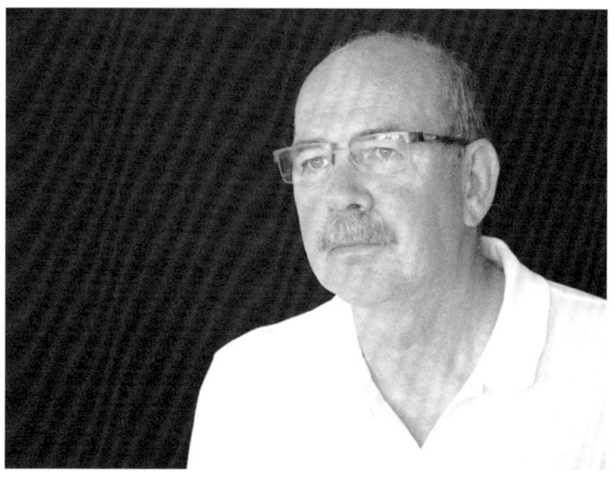

Wolfgang Spiller

Geboren 1953 in Saarwellingen. Ausbildung zum Fachpfleger für Intensivmedizin und Fachpfleger für Urologie. Mehrjährige Tätigkeit in verschiedenen Krankenhäusern. Heilpraktiker seit 1978.

Ein neues Konzept

Anfang der 1980er-Jahre stieß ich auf ein Buch des Zahnarztes Dr. Schnitzer. Hier las ich zum ersten Mal von der Heilkraft der Nahrung. Seine Ratschläge setzte ich sogleich bei einem kleinen Mädchen um, dessen Haut nässend und juckend und komplett aufgekratzt war. Und siehe da:

Von Woche zu Woche konnte man zusehen, wie die Haut abheilte, das Jucken und Nässen aufhörte und das Kind und auch die Mutter nachts endlich wieder zur Ruhe kamen. Ermutigt durch dieses Schlüsselerlebnis empfahl ich weiteren Neurodermitispatienten mein neues Konzept, das ich noch durch verschiedene naturheilkundliche Maßnahmen erweiterte.

Die erste Fachklinik für Ernährungsmedizin

Bedingt durch die außerordentlich positive Resonanz kam schließlich die Idee auf, dieses Therapiekonzept auch im stationären Bereich umzusetzen. 1984 war es dann soweit. In Villingen im Schwarzwald konnte die erste Fachklinik für Ernährungsmedizin mit Schwerpunkt Neurodermitisbehandlung die ersten Patienten aufnehmen. Die Klinik fand viele Unterstützer, vor allem durch den Bundesverband Neurodermitis e.V.

Bis zur Schließung zwölf Jahre später, wurden hier an die 13.000 Patienten behandelt. Die guten Resultate wurden im Rahmen von Abschlussarbeiten von verschiedenen Ökotrophologen dokumentiert.

Praxis/Vorträge/Seminare/Publikationen

Parallel zur Klinik eröffnete ich 1989 in der Villinger Innenstadt eine ambulante Praxis, in der ich bis heute tätig bin. Meine Schwerpunkte sind nach wie vor die Ernährungstherapie, aber auch Darmsanierung und Mikroimmuntherapie sind wichtige Pfeiler meines Therapiekonzeptes. Gerne gebe ich meine vielfältigen Erfahrungen in Vorträgen/Seminaren und durch Fachartikel sowie Buchveröffentlichungen weiter. Darüber hinaus arbeite ich mit vielen Kollegen aus dem gesamten Bundesgebiet zusammen. (Näheres dazu unter: www.radioniklabor.de).

Über den Bundesverband Neurodermitis e.V.

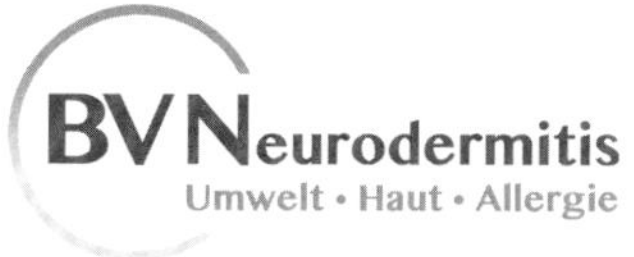

Selbsthilfeorganisation für Neurodermitis,
Allergien, Asthma, Psoriasis, Umwelterkrankungen und Urtikaria

Der Bundesverband ist ein eingetragener gemeinnütziger, unabhängiger Verein und besteht seit 1985. Wir finanzieren uns ausschließlich über Mitgliedsbeiträge, Spenden und Fördergelder. In den vergangenen Jahren konnte schon vielen Betroffenen geholfen werden. Mit ganzem Einsatz stehen wir Ihnen auch weiterhin zur Seite. Vorstand und wissenschaftlicher Beirat sind ehrenamtlich tätig. Telefonische Ansprechpartner stehen bundesweit zur Verfügung. Sie erhalten stets eine persönliche, individuelle und objektive Beratung durch speziell geschulte Mitarbeiter. Wir haben gelernt, Betroffenen zuzuhören, ihre Ängste wahrzunehmen, sie nicht zu belächeln. Für besonders relevant erachten wir eine intensive und kontinuierliche Betreuung jedes einzelnen Betroffenen. Jeder hat seine eigene persönliche Krankheitsgeschichte, sein eigenes Erscheinungsbild. Hier muss ganz speziell auf jeden persönlich eingegangen werden. Der BV Neurodermitis e.V. steht für eine ganzheitliche Betrachtungsweise, insbesondere auch alternative Behandlungsmethoden, und eine Versorgung mit dem Ziel, möglichst ohne Nebenwirkungen ein nahezu beschwerdefreies Leben zu führen. Dazu arbeiten wir mit Spezialkliniken, erfahrenen Ärzten, Therapeuten und Herstellern (z. B. Pflegeprodukte) zusammen, die das gleiche Ziel verfolgen.

Jeder Mensch ist einzigartig und hat ein individuelles Immunsystem!
Finden Sie Ihren Weg – wir helfen Ihnen dabei!
Miteinander sind wir stark!

www.neurodermitis.net

Impressum

Wolfgang Spiller
Co-Autorin Dorit-Gisela Schmücker

Neurodermitis – erscheinungsfrei in drei Schritten
Ernährungstherapie – Darmsanierung – Immunmodulation
ISBN 978-3-944592-18-3
1. Auflage 2017
Bibliografische Information der Deutschen Nationalbibliothek.
Die Deutsche Nationalbibliothek verzeichnet diese Publikation in der Deutschen Nationalbibliografie; detaillierte bibliografische Daten sind im Internet über http://dnb.d-nb.de abrufbar.

65183 Wiesbaden, www.eubiotika-verlag.de
 www.facebook.de/eubiotika-verlag

Lektorat: Maja Kunze
Grafiken: Wolfgang Spiller
Bildnachweis: dpa, jucknix.de, Wolfgang Spiller; johnalexandr - stock.adobe.com - Seite 25; anaumenko - Fotolia - Seite 29; tierische Produkte: monticellllo-fotlia, hochwertige Öle und Fette: JPC-PROD-fotolia, Nüsse-Samen: denio109-fotolia, Getreide-Kartoffeln-Hülsenfrüchte: anaumenko-fotolia, Gemüse-Obst-Salate: sunabesyou-fotolia - Seite 31 Jezper - Fotolia - Seite 34; Kelly Hironaka - stock.adobe.com - Seite 38; ag visuell - Fotolia - Seite 44; kerkezz - stock.adobe.com - Seite 52; Thomas Söllner-fotolia - Seite 53; 2xSamara.com - stock.adobe.com - Seite 55; Avanne Troar - stock.adobe.com - Seite 56; snowwhiteimages - Fotolia - Seite 63; iStock_000013867474 - Seite 65

Printed in Germany

Wichtiger Hinweis

Die in diesem Buch dargestellten Erkenntnisse und Studien wurden sorgfältig recherchiert und vom Autor nach bestem Wissen und Gewissen wiedergegeben. Dennoch kann keine Garantie übernommen werden. Eine Haftung des Autors oder des Verlages für Schäden, die sich durch die Anwendung der im Buch enthaltenen Empfehlungen ergeben, ist ausgeschlossen. Alle Informationen ersetzen in keinem Fall ärztlichen Rat und ärztliche Hilfe.

Quellen

[1] Ralf Moll, Wolfgang Spiller, Schachmatt den Allergien, Schnitzer Verlag

[2] http://www.wissensforum-backwaren.de/files/wfb_broschuere12_d.pdf

[3] http://www.zur-traube-berg.de/files/Zusatzstoffe-Wurstwaren.pdf

[4] Ralf Moll, Wolfgang Spiller, Schachmatt den Allergien, Schnitzer-Verlag

[5] Bernhard Kegel, Epigenetik-Wie Erfahrungen weitervererbt werden, Dumont Verlag

[6] Konrad Werthmann, Enterale Allergien", Haug-Verlag

[7] https://de.wikipedia.org/wiki/Arachidons%C3%A4ure

[8] Stillen und Muttermilch, Schriftenreihe des Bundesministers für Jugend, Familie, Frauen und Gesundheit

[9] Buchholz,Mayer Universitätskinderklinik Homburg/Saar, 1970, Fehlernährung bei Kleinkindern

[10] Quelle:DFG-Rückstände und Verunreinigungen in Frauenmilch

[11] Ralf Moll/Ute Schain-Emmerich, Natürliche Nahrung für mein Baby, Fit fürs Leben-Verlag

[12] Leitzmann, C., v. Koerber, K., Männle, Th.: Vollwert-Ernährung. Konzeption einer zeitgemäßen und nachhaltigen Ernährung. 11. Aufl., S. 3, S. 110 Stuttgart 2012

[13] NUTRITION AND IMMUNITY IN MAN by Lillian Langseth ILSI Europe Concise Monographs, 1999 International Life Sciences Institute

[14] http://www.spektrum.de/news/das-gen-der-fettliebhaber-und-zuckerveraechter/1425278

[15] Dr.Mathias Oldhaver, Wolfgang Spiller, Probiotika in der naturheilkundlichen Therapie, Eubiotika Verlag

[16] Enterosan, Mangelsfeld 4, 97708 Bad Bocklet

[17] Dr.Mathias Oldhaver, Wolfgang Spiller, Leaky Gut – Der durchlässige Darm, Eubiotika Verlag

[18] Gero Beckmann, Andreas Rüffer, Mikroökologie des Darmes, Schlütersche Verlag

[19] ATBFI and NQOI as candidate targets for allelic loss at chromosome arm 16q in breast cancer: Absence of somatic ATBFI mutations and no role for the C609T NQOI polymorphism

[20] Dr.med.Anne-Gabriele Rebholz, Mikroimmuntherapie und Herpesviren, Fokus Mikroimmuntherapie Nr.12, Juni 2016

[21] https://www.welt.de/newsticker/dpa_nt/infoline_nt/wissenschaft_nt/article146022329/Wie-Staub-vom-Bauernhof-vor-Allergien-schuetzt.html

[22] Micro Trace Minerals, Labor für spektralanalytische Untersuchungen, Hersbruck

[23] Wolfgang Spiller, Neurodermitis-Krankheit ohne Ausweg?, Verlag Natürlich und Gesund

[24] Dr.med.Gunter Schlegel – Workshop Pro und Contra Impfungen, München 2016

[25] De Spirt, Gisela: Effekte von Lipiden und lipophilen Antioxidantien: in-vivo und in-vitro Untersuchungen, Düsseldorf 2008

[26] Barbara Bucher, Neurodermitis und die Therapieform in der Schwarzwald-Klinik, Villingen, Justus-Liebig-Universität Gießen, August 1998